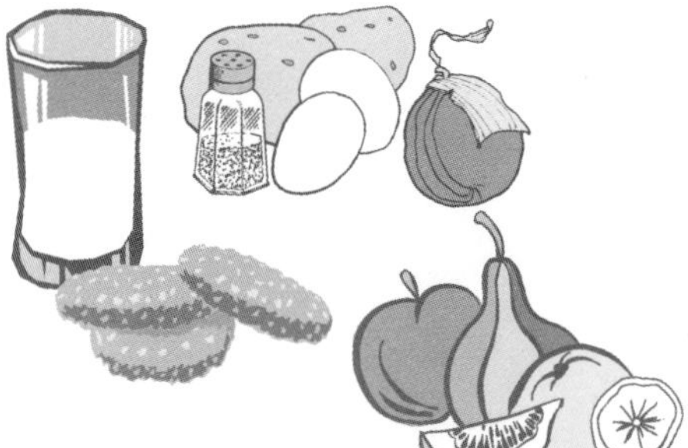

拒绝阻塞

胆固醇的自然疗法

杨钧 著

中医古籍出版社

图书在版编目（CIP）数据

拒绝阻塞：胆固醇的自然疗法／杨钧著．－北京：
中医古籍出版社，2008.3
ISBN 978-7-80174-622-1

Ⅰ.拒… Ⅱ.杨… Ⅲ.胆固醇－控制－自然疗法
Ⅳ.R589.205 R151.2

中国版本图书馆 CIP 数据核字（2008）第 039181 号

拒绝阻塞 胆固醇的自然疗法

著　　者 杨　钧
责任编辑 孙志波
装帧设计 王　威
出版发行 中医古籍出版社
地　　址 北京东直门内南小街 16 号(100700)
印　　刷 北京市耀华印刷有限公司
开　　本 787 × 1092 毫米　1/16
印　　张 12.75
版　　次 2008 年 4 月第 1 版
2008 年 4 月第 1 次印刷
印　　数 0001-5000 册
书　　号 ISBN 978-7-80174-622-1
定　　价 27.00 元

目录

前言

从1948年开始，美国马萨诸塞州一个叫做佛莱明汉姆的村子里，大约半数村民接受了长达45年的医学调查。从他们到他们的曾孙辈在这项调查中，全力帮助医学界揭开了对中风(脑梗塞)和心脏病认识的神秘面纱。这项被称作是“佛莱明汉姆心脏研究”的著名的长期调查，主要研究了三种影响心脏病发病的高危因子：低密度脂蛋白水平过高、高血压和吸烟。紧随前后的是超重、缺乏锻炼、糖尿病和应激等一些其它因素。

有人会问：高血脂是否具有遗传因素呢？答案当然是肯定的。但是如果当人们具有了上述的易发因素中的一个或者几个的话，那就很容易出现高血脂。可是在全球57亿人口中毕竟还有约40亿人并没有患高血脂病，这就是胆固醇的水平与人种是有一定关系的原因。例如，中国人的胆固醇平均水平是125mg/dl；而非洲马赛人的胆固醇平均水平为135mg/dl；在拉丁美洲的一些居民，他们的胆固醇平均水平不超过150 mg/dl。

幸运的是，现在我们已经能够控制一些诸如高脂饮食、静坐生活方式，以及其它的危险因素了。本书的重点就是针对对高血脂病的治疗，用简单易行的、适合所有人的方法来有效地降低高血脂。而大多数方法集中在我们日常生活中的饮食上，比如：向人们介绍哪些食品是能吃的，而哪些食品是不能吃的，以及怎样改变我们的生活方式等。此外，本书还介绍了多种不含胆固醇或者胆固醇含量很低的食品和处方，帮助广大读者从现在开始降低高血脂，从而拥有一个健康的机体。

当然，以上这些建议决不是所谓的“包治百病的灵丹妙药”，而只是选择一些抗氧化药物，比如说，在继续进食高脂饮食的同时吃一些大蒜，但这不大可能一定能影响您的胆固醇水平。因此最好的办法就是结合您平常生活的特点，把这些建议作为正规治疗方案中的一部分，特别是当您的血脂水平超过200mg/dl时。

美国心脏病协会(American Heart Association)，美国国立卫生研究院心肺血液研究所(NHLBI，national heart，lung and blood institute)，美国马里兰州佛莱明汉姆学院卫生中心，国家胆固醇教育项目和其它健康等机构，他们投入了大量的人力和物力向民众普及，能够引起高血脂的各种高危险因子的知识。尽管很多人都知道我们该怎样保护自己的心脏，然而如果不付诸行动的话，一切都是空谈。

笔者真诚地希望广大的读者朋友们行动起来。要知道，验证由著名的“佛莱明汉姆心脏研究”所得出的最主要的结论，拥有健康的权利最终是掌握在自己的手中。

概论——降低胆固醇行动指南

以前，牛羊肉、全脂牛奶、奶油占据了人们的餐桌和厨房，高血脂被医生有趣地称为病人鱼尾纹，在当时并没有引起多少人的注意。

可是没过多久，医生们开始认识到高血脂会导致出现一系列的病态，包括动脉硬化、心脏病发作和脑中风。

高血脂确实让人们感到很头疼(这可能就是您阅读本书的原因)。如果您已经对这种生活所厌倦，从现在开始，您将不再是孤军奋战。按照国家医学会的国民胆固醇教育项目的标准(该标准认为低于200mg/dl是满意的)，我们中几乎有半数以上的人的胆固醇水平超过200mg/dl；约有30%的人处于高血脂症的危险边缘，即200mg/dl-239mg/dl之间；约有20%的人的血脂水平达到或超过了240mg/dl，完全处于高危状态。

胆固醇水平的升高会显著地增加心脏疾病的危险性，还好这是我们现在的水平能够控制的。纽约市哥伦比亚大学临床医学院副教授曼锐尼·兰顿博士提出，“可靠研究表明，检测饮食、坚持锻炼和放松精神压力，可以减少甚至消除动脉硬化的发生和发展。”

下面是由美国医学会“国民胆固醇教育推广项目”提出的，并于2001年修订的推荐诊断标准，单位均为毫克(mg)：

总胆固醇	满意	低于200
	临界	200到239之间
	高	达到或者超过240
低密度脂蛋白	理想	低于100
	接近理想或者低于理想	100到129之间
	比较高	130到159
	高	160到189
	很高	达到或者超过190
高密度脂蛋白	满意	超过40

如果您的胆固醇水平处于可接受的范围之内，本书可以帮助您保持这一状态。这样就不必一定要接受医生的建议，服用药物甚至接受手术治疗。

即使您已经被诊断为患有心脏病，希望依然存在。研究表明患有严重心脏病的人仍然可以得到改善。由加利福尼亚州小城韶萨利都(sausalito) 预防医学研究院院长奥尼斯博士领导的一个多中心生活方式示范项目，研究什么是更有效、更省钱的健康生活方式。结果表明：具有冠脉搭桥术和介入治疗指针的病人，采取由奥尼斯博士推荐的健康生活方式以后，能够将手术或其它治疗干预措施成功地推后至少三年。

同样奥尼斯博士的改变生活方式的心脏试验研究表明，患有心脏病的人随着生活方式的改变，也常常能够减轻甚至逆转他们的病情。所以，只要您能够做到，您也可以像他们一样。

现在就行动起来

降低血脂的必要性：

您可以减慢甚至逆转动脉硬化的过程。在动脉粥样硬化过程中，脂肪沉淀为斑块黏附在供应心脏新鲜血液的冠状动脉内壁上。动脉粥样硬化导致冠心病的发生，或者堵塞冠状动脉。如果不能及时清除，这些阻塞物会阻断供应心脏的血流，导致胸痛(心绞痛)、心肌梗死甚至死亡。

降低血脂可以减少动脉粥样硬化和冠心病的发病率。在研究脂质水平和临床上冠脉疾病预防的实验发现，血液中总胆固醇含量每降低一个百分点，患冠心病或心肌梗死的可能性就降低两个百分点。研究还表明随着胆固醇水平的降低，发生心绞痛和需要接受冠脉搭桥术的可能性也在降低。

您可以减少和完全脱离对降血脂药物的依赖。血脂水平很高的人需要接受降血脂药物，最常见的就是他丁类药物，如：洛伐他丁(美降脂)和辛伐他汀〔降血酯〕。美国加利福尼亚州圣塔·罗萨(Santa Rosa)的圣·海伦娜医院的麦当吉(Mcdougall)博士指出："药物是第二道防线"，"食物和生活方式的改变才是从冠心病困扰中解脱的基本方法。"

您可以减少中风的发病率。一项研究表明血脂升高可以导致某种化学物质的异常增多，从而使向脑部供血颈动脉发生异常痉挛。如果痉挛阻断血流，就会产生小的中风，或者过性的脑缺血症状。此外，如果沉淀在动脉中过量的低密度脂蛋白释放人血，则可能引起脑血栓，导致中风发生。

美国政府发布更新的胆固醇指导呼吁民众关注饮食健康和生活方式

生活方式的改变——对于临床医生束手无策的健康饮食、规律的体育锻炼和控制体重，正是对抗高血脂和心脏病的第一道防线。

根据国家胆固醇教育项目成人治疗第三小组的关于防止和治疗高血脂的报道(2001年5月14日出版)。国家胆固醇教育项目是一个国家健康学会所属的国家心肺血液研究所承担的项目。第三小组介绍了以下的一些方法：

对于2型糖尿病患者，由于他们更易于发生心梗而死亡，所以应当更加积极的控制高血脂；

鉴于最近一些关于高密度脂蛋白(HDL)和心脏病之间的联系的研究，确立了一个新的HDL的标准，理想的水平应当介于30mg/dl-40mg/dl之间。

推荐使用更多的检验手段来检测血脂水平，首先要检测包括总胆固醇、低密度脂蛋白胆固醇酯和甘油三酯在内的完整脂蛋白系列，而不是仅仅限于总胆固醇和高密度脂蛋白。

美国全国卫生研究所还推出了一个网上系统，帮助广大民众了解自己在未来10年内，罹患心脏病的风险因素。民众只要通过互联网点击专门的网站：http://rover.nhbi.nih.gov/guidelines/cholesterol，点击patinets(患者)就可以获取相应的帮助。

对于一些胆固醇水平高的人来说，生活方式的改变可以降低胆固醇的水平。但是报告称，多食用豆类、绿色蔬菜和自由散步同样可以使1300万服用降血脂药物的美国人从中受益。

相对于以前的国家胆固醇教育项目成人治疗小组的报告(1993年)，第三小组更多的关注“具有治疗作用的生活方式的改变”，并且将这一理论用于高血脂患者，尤其是血液中低密度脂蛋白胆固醇酯(它是引起冠心病的主要病因)水平高的患者的首选治疗方案。

以下是“具有治疗作用的生活方式的改变”的主要组成部分：

减少饱和性脂肪的摄入量，这种堵塞动脉的脂肪主要集中在咸肉、黄油和全脂奶酪等食物中。这就要做到每天由以上食物提供的能量不得超过总能量的7%，胆固醇不得多于200毫克。

每天摄入10－25克(2－5茶匙)可溶性的纤维素，主要存在于谷物、豆类、水果和蔬菜，也应当食用一些含有植物固醇的食物，这些植物性食物在餐桌上、沙拉拼盘中随处可见。

每天至少进行30分钟的体育锻炼来减肥。

以上所列出的各种建议和意见均经过严格的筛选，希望能够帮助您建立和培养健康的饮食习惯和生活方式。

如果您患有糖尿病，您可以提前发现和解决潜在的威胁。一些研究表明无论男性还是女性，患有糖尿病的人罹患心脏病的风险是未患糖尿病的人的两倍；患有糖尿病的心脏病人，其发生心绞痛、心肌梗死的风险以及需要手术治疗的可能性，也是非糖尿病病人的两倍。糖尿病人的血甘油三酯水平也高于正常水平，甘油三酯是引起冠心病的另一致病因素。如果您是糖尿病患者，则一定要降低胆固醇水平，并且控制其它例如高血压、体重超重的危险因素，切断这些因素对糖尿病关联的心血管疾病的进一步发展。

您可以延长您的生命。著名的“佛莱明汉姆心脏研究”花费了超过40年的时间，追踪调查了佛莱明汉姆村民的健康状况后得出结论：胆固醇水平越低，发生心脏病和猝死的可能性越小。

您可以提高您的生活质量，监测并有效地控制您的胆固醇水平。这就意味着您可以远离那些不断往返于医院、诊所的患者人群，尽情地享受丰富、健康、快乐的生活。

胆固醇的一般知识

胆固醇是一种质软、蜡状的物质，它存在于机体的每个细胞、血液和食物中。存在于食物中的胆固醇称为食物性胆固醇，它只存在于动物性食品中，比如肉类和奶制品，植物性食品，比如水果、蔬菜、豆类和谷物中并不含有食物性胆固醇。

不管相信与否，胆固醇并不像大家想象中的是个坏东西。它是构成我们机体的必不可少的原料之一，细胞用它来生产各自所需的东西。例如，人体的肝细胞以胆固醇为原料生产胆汁酸，来帮助人体消化食物。

但是当血液中含有过量的胆固醇时，麻烦就出现了。一个多因素干预试验，对于36万男性受试者进行了追踪监测，他们之前都没有出现过心脏疾患，7年过后，调查发现血液中总胆固醇水平超过220mg/dl的人群，死于冠心病的风险比低于180mg/dl的人群风险高出2倍。而超过245mg/dl的人群风险则高出了3倍。

对女性的调查表明在更年期以前，女性血液中胆固醇水平比同年龄的男性低大约10mg/dl，更年期以后这一差距消失，女性和男性面对同样的风险。

对男人的忠告：降低胆固醇，提高生活质量

多项研究表明，如果男性总胆固醇水平偏高而高密度脂蛋白水平偏低的话，则可能患有勃起功能的障碍。

一项研究对3371名男性进行了体格检查，包括胆固醇水平的测定。每个男性都在平均间隔22个月里接受两次检查。

在这期间，71名男性出现了勃起功能的障碍，总胆固醇水平超过了240mg/dl的人群中，有83%比低于180mg/dl的人群更容易出现这一障碍；同样，在高密度脂蛋白水平超过60mg/dl的人群中，70%的人比高密度脂蛋白低于30mg/dl水平的人群，较少地出现勃起功能障碍。研究者解释说，可能是因为动脉硬化导致了向阴茎供血的不足。

另一项研究，调查马萨诸塞州男性勃起障碍的病因时，发现当高密度脂蛋白水平下降时，发生勃起障碍的风险提高了。

激素替代疗法一定有效吗?那要视情况而定

在更年期以前，妇女心脏病的发病率显著低于同年龄的男性。这是为什么呢？雌激素发挥了关键的作用。雌性激素具有升高体内高密度脂蛋白胆固醇酯水平的作用。“女性体内的高密度脂蛋白胆固醇酯水平比男性高，起码在绝经前是这样的。”美国斯坦福大学医学院名誉教授、理学博士彼特·伍得指出。

更年期以后，女性体内的总胆固醇和低密度脂蛋白胆固醇酯水平升高，高密度脂蛋白胆固醇酯水平降低，主要是由于女性雌激素水平的迅速下降。佛莱明汉姆心血管中心主任、医学博士威廉姆·凯特指出，“更年期后的女性心脏病发病率接近同年龄的男性”，但是他又说，“女性可以通过戒烟、减肥和进行规律的体育锻炼来提高高密度脂蛋白胆固醇酯的水平。”

对于很多女性和她们的医生来说，激素替代疗法(hormne replacement therapy,简称HRT，由雌激素或者雌激素、孕激素组成)多用于治疗更年期出现的一些典型的症状，如：潮热、骨密度降低等。这一疗法一度被认为是对女性的心脏具有保护作用，但是新的证据显示对于一些女性，作用恰恰是相反的。一个大型的研究表明，对于已经患有心脏病的女性，接受激素替代疗法会导致死亡风险的提高。还有一个更权威的研究，它将系统、完整地告诉人们雌激素和心脏健康的关系。但是从目前来看，一些医生所持有的“激素替代疗法能够有效、安全地预防女性心脏病发病”的认识还需要进一步的斟酌。

对于即将进入更年期的女性，美国洛杉矶市心血管医学中心、妇女心脏研究所医学主任戴伯特·朱罗博士建议，“先同您的医生仔细商讨激素替代疗法的利弊，然后做出决定。”

血液中尚包含有其它种类的脂肪

由于胆固醇不溶解于血液中，所以它不能自动地到达机体需要它的部位。它必须和脂蛋白结合，形成脂蛋白胆固醇酯。脂蛋白主要有两种形式，这就是我们前面反复提到的高密度脂蛋白(high-density lipoprotein,HDL)和低密度脂蛋白(low-density lipoprotein,LDL)。低密度脂蛋白被人们称为“有害”的类型，与胆固醇紧密结合；而高密度脂蛋白则被认为是“有益”的胆固醇类型，通常是作为一种蛋白质。

如果血液中存在过多的低密度脂蛋白，它们就会像脂肪斑块一样沉积在动脉管壁上。如果这些斑块再次突然游离入血，就会造成血液栓塞。栓塞会堵塞心脏的血液供应，导致心脏病发作，倘若堵塞脑部的血液供应则会导致中风的发生。

与之相反的是，高密度脂蛋白在心血管中起到了“清道夫”的作用。它游弋于血管之中，将血液中的胆固醇从外周转运到肝脏加工。学者一致认为人体内高密度脂蛋白含量越高，心血管系统越健康安全。一项研究得出结论，高密度脂蛋白含量在人体中含量高，冠心病的发病率就会降低2-3个百分比。

美国康涅狄格州的心脏病学研究专家认为，低水平的高密度脂蛋白意味着与高水平的低密度脂蛋白一样具有引起心脏病的危险，所以医生和病人都必须更多地关注如何提高高密度脂蛋白的水平。绝大多数患者和医生都清楚，健康饮食和体育锻炼的重要性，但是现在，医生们知道有更多的事情要做。“人们在问，我们还能够做什么？”美国康涅狄格州首府哈特福德医学中心圣·佛兰西斯(Saint Francis)医院心脏病科主任丹尼·莱文博士说，答案是设法提高体内高密度脂蛋白的水平。研究发现高密度脂蛋白是监测接受冠脉搭桥术后，病人长期生存率的最理想指标，丹尼·莱文博士说：“在过去的几年中，高密度脂蛋白已经成为监测心脏病的独立指标。”

不论什么时候进行胆固醇检测，实验室都要同时为您检测甘油三酯。因为很多低水平的高密度脂蛋白或高水平的低密度脂蛋白的人，同时存在着甘油三酯水平过高的情况，满意的甘油三酯水平是低于150mg/dl。

此外，我们还应该知道自己的脂蛋白a的水平，脂蛋白a是蛋白质表面的一层胆固醇，它只存在于刺猬、猴和人类的血液中。英国牛津大学的研究者发现，心脏病患者或曾经发病的人群中，体内的脂蛋白a水平最高的人比那些最低的人，10年之内再发生心脏病的危险高出70%。一般认为，脂蛋白a处于30mg/dl或者更高，心脏病的发病风险就开始上升。佛莱明汉姆心脏研究发现3000名女性患者中，脂蛋白a处于30 mg/dl左右水平的人，心脏病发作的危险高出正常水平的人的2倍。所以，对于女性、心脏病患者或者家族中有过早发生冠心病或脑中风的成员的人，监测脂蛋白a水平是十分必要的。

您患病的可能性有多大？

您非常可能有家族遗传性的总胆固醇，高密度脂蛋白和低密度脂蛋白以及血液中其它的脂质总和。为了检测您血液中的血脂水平是否正常，医生会计算您的胆固醇比率，即总胆固醇/高密度脂蛋白。这一理论将各项指标综合为一个比值来评估个体患心脏病的风险。虽然有人提出应当更多地关注每项具体指标，但是专家指出只要综合比值为3.5/1.0或者更低就可以认为理想了，因为高密度脂蛋白和低密度脂蛋白在预测心脏病风险方面都起了重要的作用。

假设您的总胆固醇水平为250mg/dl ，高密度脂蛋白50mg/dl(按照新的标准，应当不低于40mg/dl方为理想)，则总胆固醇/高密度脂蛋白为250/50，等于5/1。但是如果在保持高密度脂蛋白水平稳定的同时，降低总胆固醇水平至200 mg/dl，则比值成为4/1，接近理想状态。事实上，由哈佛大学医学院、波士顿布瑞汉姆(Brigham)妇女医院组织，针对美国22000名医生的健康研究发现，不论改变总胆固醇/高密度脂蛋白中的哪一项，只要将比值降低，都能够将心脏发病的风险降低53%。

降低胆固醇的自然好处方

如果胆固醇偏高，可以服用降血脂药物，它的疗效能够很明显地表现在随后的检验结果中，但是，这要付出很大的代价。因为这些药物最终都要在人体的肝脏中代谢分解，所以人们必须经常监测肝脏的功能，看看肝功能是否已经受到了损害。所以，任何能够以自然的非药物的方法，降低机体过高胆固醇的方法，都能够最大限度地帮助患者服用尽量少的药物。

在下表中，专家介绍了帮助高血脂病人的一些非药物疗法。有些方法听起来可能比较简单，有些方法则正处在医学研究中。只要得到医生的同意，患者就可以在今后的日常生活中使用这些方法，它们省钱、省力、省时间。

五种已经证实的好方法

其实降低胆固醇有很多大大小小的方法，为了帮助患者有所选择、有针对性的使用，这里介绍了五种简单易行的方法。

1.仔细挑选摄入的脂肪种类。大多数美国人每天摄入的热量的37%是由脂肪供给的，这比起二十世纪六十年代的42%已经有所下降。新的研究表明随着大量的脂肪特别是饱和性脂肪的摄入，罹患冠心病的风险提高了。但是办法还是有的，美国心脏学会建议：摄入的脂肪供给热量的比例不要超过30%。另外一些专家认为还应该再低些，不要超过25%。

在减少饱和脂肪摄入的同时，应当相应的多摄入一些不饱和脂肪是有益的，不饱和脂肪存在于橄榄油和芸苔油、坚果(杏仁、胡桃、花生和核桃等)和鳄梨中。一项研究表明对于体重过重的人，食用含不饱和脂肪的食品，能够有效地降低体内甘油三酯的水平。

2.认真减肥。美国得克萨斯州达拉斯市、得克萨斯大学西南医学中心、人类营养研究所医学副教授玛戈·瑞森博士指出：对于不用减掉身上多余脂肪的人来说，低脂、低胆固醇饮食会比那些降低过重体重的人，更易于降低体内总胆固醇和低密度脂蛋白的水平。因为超重似乎能够干扰机体正常的脂肪代谢过程，这意味着如果不降低体重，即使不摄入脂肪(当然这通常是减肥的第一步)，也不可能使您的心脏免于罹患心脏病的后果。

对150名体重超重的人进行的研究得出结论：即使减掉超重部分的15%—20%，并且能够保持下去不反弹，也可以有效地降低冠心病的发病风险。

减掉多余的赘肉，同样可以使高密度脂蛋白的水平升高。在对2400名志愿者的研究中，女性每减掉4磅体重(1磅合0.4536千克)，就可以使低密度脂蛋白下降2%，高密度脂蛋白升高2%。“超重通常是女性高密度脂蛋白水平低于正常的最常见的原因”，旦克博士说，“所以降低体重是提高高密度脂蛋白水平的好办法。”

来自著名的佛莱明汉姆心脏研究,也显示减肥是拥有健康的一个条件，每年减少大约2磅体重并且得以保持，能够将高血压的发病风险降低25%，糖尿病的发病风险降低35%。

3.着手体育锻炼。斯坦福大学的研究者们发现，体育锻炼配合低脂肪饮食，可以加倍地降低血液中低密度脂蛋白的水平。他们建议人们每周至少进行3次运动量适中的体育锻炼。每5天要有至少45-60分钟的中等强度的体育锻炼，这样可以有效地降低体重。

4.戒烟。吸烟可以导致动脉硬化并且使高密度脂蛋白水平降低15%。美国密歇根大学、心脏病预防与教育研究中心主任劳伦·莫斯博士指出，戒烟者戒烟两年以后，罹患心脏病的风险就能够恢复到从不吸烟的正常人的水平。所以，戒烟能够显著地改善人体血脂状况。

美国芝加哥市罗斯-泊瑞斯彼特瑞-圣·鲁克斯(Rush-Presbyterian-St.Luke's)医学中心、心脏病预防研究所罗伯特·罗森博士解释说：戒烟后60天，吸烟对高密度脂蛋白水平的不良影响就能够得以消除。

5.释放压力，放松情绪。长期慢性的应激状态会使体内的同型半胱氨酸水平升高，同型半胱氨酸是一种与人类心脏病发病风险非常密切关联的氨基酸。因此，保持平和的心态对于降低血脂来说是非常重要的。

按照上述的方法去做，高血脂患者将会知道这些方法会帮助您达到最终的目标，即适合的胆固醇水平，健康的心脏。您将会发现：

1.橄榄油、花生酱、鳄梨以及其它不忌口的食物，是怎么升高体内有益的胆固醇，降低体内有害的胆固醇的。

2.为什么有些地方的人的心脏比我们健康，为什么有些专家学者一直在不遗余力地向我们推荐类似地中海的饮食。

3.正在进行中的研究，建议人们食用某些维生素和矿物质，这样能够有益于降低胆固醇，预防冠心病。

4.来自专业厨师的既能降低有效脂肪和胆固醇含量，但同时又不影响口味的绝妙办法。

5.500种控制脂肪总量和饱和脂肪含量的简便可行、操作性强的食物菜单。

作为奖励，我们设计出一个时间表，久经试验的计划帮助您在30天降低总胆固醇30点，同时升高高密度脂蛋白的水平。您将会发现这项由罗戴尔营养专家提出、经顶级注册饮食学家同意，以及经验非常丰富的健康著作编辑们验证的计划是既有效又可口的。

这是一本经由自己降低胆固醇的最便捷的指导工具书，认真考虑一下书中的各项内容。您的行动越迅速，您的收获也越快。一个强壮的、健康的心脏给您的就是充满活力与生机的幸福生活。

酒精——一种选择但并非必需品

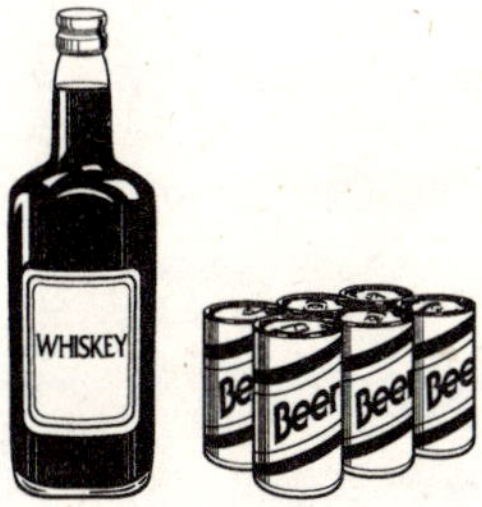

饮酒真的能够保护心脏吗？错误，至少是不准确。

然而确实有例子表明，一些研究暗示，适量的饮酒与冠心病的发病风险的降低有关联。事实上，确定饮酒是否能够保护心脏远比确定少食饱和脂肪和多摄入纤维素的作用难得多。一方面，有证据表明适量的饮酒能够升高高密度脂蛋白的同时降低冠心病的发病风险。另一方面，一些专家学者正在质疑“饮酒可以带来健康”这一所谓的名言。实际上，一些健康问题方面的专家建议，只有医生才能对具体的个人，作出适量饮酒是否有益其心脏健康的判断。专家们同样清晰地表明了另外一种观点：如果没有饮酒的习惯，最好还是不要饮酒。本篇将帮助读者了解，“适量饮酒能升高高密度脂蛋白及降低冠心病发病风险”的利与弊。

有限饮酒的好处

有两项专门的研究，观察女性饮酒习惯和胆固醇、甘油三酯水平的关系。一项是在芬兰，回顾了274名饮酒习惯不同的健康中年妇女，然后联系追踪不饮酒的妇女。在这些被研究的妇女中，总胆固醇和高密度脂蛋白水平改善了，但是低密度脂蛋白水平没有变化。这一效应在每天饮酒量为2/3盎司(1盎司约合30毫升)到11/2盎司的个体中最为显著，相当于一小杯葡萄酒，半听啤酒，或者是混起来喝。当饮酒量超过11/2盎司的时候，除低密度脂蛋白以外的所有胆固醇水平都升高了。当女性两周不饮酒以后，高密度脂蛋白水平下降而低密度脂蛋白水平升高。

另一些研究者研究女性轻度过量饮酒对心血管疾病发病风险的效应，这一效应在男性的研究中已经有定论。研究表明，无论是绝经前、绝经后,还是服用口服避孕药物的妇女，在连续3周每天晚餐时饮用3杯红酒或者葡萄汁后，3周后，研究者分别在餐前1小时、餐后2小时、4小时直至餐后19小时提取血样进行分析，绝经前、绝经后妇女的甘油三酯和极低密度脂蛋白(VLDL)水平在餐后3小时达到峰值。此外，与饮用葡萄汁的妇女相比较，在饮用葡萄酒后，绝经前妇女所有的高密度脂蛋白升高了12%，绝经后妇女体内低密度脂蛋白胆固醇水平同样降低了12%。绝经后妇女对酒精的反应与早先针对男性的研究类似。

为什么适量的饮酒似乎具有升高高密度脂蛋白胆固醇的作用呢？专家们还不能确定其中的原因。“我们不能完全确定酒精对高密度脂蛋白的作用，”美国马里兰州巴尔的摩市约翰·霍普金斯(Johns Hopkins)大学医学院、脂质与动脉硬化研究所教授彼得博士指出，“但是从流行病学的角度来看，适量饮酒的人确实比不饮酒的人在血脂和冠心病风险方面的状况要好。”

美国马萨诸塞州曼彻完斯特(Metro West)医学中心，著名的佛莱明汉姆心血管学会主任威廉姆·凯特博士也表示同意：“这些数据清楚地表明每天饮用的酒，确实可以降低心脏病的发病风险。”

美国国立第二卫生与营养调查研究中心提供的数据表明，不论年龄、性别和种族，饮酒者体内的高密度脂蛋白水平高于不饮酒者。饮酒量的增加，高密度脂蛋白平均增加了5.1mg/dl。这个研究建议通过饮酒来降低冠心病的发病风险。

多风险因素干预试验，对11688名存在心脏病高风险因素的中年男性进行了为期7年的观察。在此期间，他们每天饮用2个标准杯的酒(每个标准杯是指4盎司的葡萄酒，12盎司的啤酒或者1.5盎司的标准度数为80的烈性酒，在美国，标准度数为100的烈性酒含酒精50%)，体内高密度脂蛋白的水平高于不饮酒者。研究者称，酒精的摄入量与死于心脏病的可能性降低22%有极大的关系。

美国加利福尼亚州奥克兰市皇家(Kaiser Permanente)医学中心的研究者，对大约129000名受试者进行研究，发现他们中每天饮酒1到2个标准杯的人，死于冠心病的机率比不饮酒者低30%，但是每天饮酒超过6个标准杯的人，死于非心血管病因的机率就比不饮酒者高60%。

凯特博士和他的同事们，对56名高密度脂蛋白水平低的受试者进行观察，他们中间有的人每天饮用1个标准杯的酒，有的不饮酒。2个月以后，这两组人群的高密度脂蛋白水平没有差别。但是饮用啤酒的人体内，高密度脂蛋白的重要组成部分载脂蛋白A-1的水平上升了10%。一般认为，载脂蛋白A-1的功能就是将细胞中的胆固醇转运到肝细胞处理掉。酒精同样具有降低血液粘稠度，防止血栓形成和心肌梗死，升高血液中组织纤溶酶原激活物(tPA)的水平，后者能够减少血液中凝块的形成。哈佛大学医学院、波士顿布瑞汉姆(Brigham)妇女医院，检测了631名男性医生的tPA水平，这些医生都是医生健康研究行动的志愿者，他们提供了各自的血样和饮酒习惯报告。研究者发现，tPA水平随着酒精的摄入而频频升高。每天饮酒在2个以上标准杯的人体内的tPA水平，比不饮酒或者很少饮酒的人高出30%。此外，多饮酒的人体内高密度脂蛋白水平也远高于不饮酒的人。

酒，并不是万能良药

如果您认为每天喝一些啤酒或者波尔多葡萄酒，就可以使您的心脏有了健康的保证，那就错了。“每天2杯葡萄酒是能够提高高密度脂蛋白的水平，效果也很好，但是决不可以把它看作是万能良药。”

同时，为了降低胆固醇而过量的饮酒是危险的。华盛顿特区内科医师学会主席尼尔博士指出：“酒精就和咖啡一样，具有理论上的优点，同时也有潜在的危险。”凯瑟博士指出：危险包括某些肿瘤的发生和激动性心律失常，肝硬化和高血压。

“已经显示一些饮酒的女性中，乳腺癌的发病率开始上升，即使有的个体只是保护心脏所需的适度量，”美国芝加哥市西北大学医学院副教授玛德森博士说，“所以有乳腺癌易感因素的女性在饮酒之前要认真考虑一下。”

还有另外一个问题是，“对于患有高血压的人，饮酒会使血压升得更高。”《当医生告知您患有心脏病时要做的50件事》的作者、美国俄亥俄州克兰维兰德(克里兰得)临床基地、心血管病学家普斯科博士指出。

更重要的是，饮酒能够通过降低一种酶的浓度来升高体内甘油三酯的水平。“体重超重或者有遗传因素方面的问题的人，即使在每天晚餐时候只喝了一小杯的葡萄酒，也确实能够升高甘油三酯。”美国加利福尼亚旧金山市加利福尼亚大学医学副教授汤姆斯博士说。底线到底是多少呢？美国得克萨斯州达拉斯市西南医学中心人类营养计划医学副教授杜克博士说：如果选择饮酒，可以选择个适量的标准，如果以前从不饮酒，那就不要开始了。

伯纳德博士也这样认为：我建议人们还是通过低脂饮食来控制血脂水平，对酒精的作用应该慎之又慎。

杏仁和坚果类——健康的小助手

在古希腊，杏仁是希腊果的别称，因而很流行。几个世纪以后，我们依旧很喜欢这个甜的容易捣碎的东西，不管它是否已经成了餐桌上多种菜肴和甜点中的重要配料了。

杏仁不仅仅好吃，而且富含钙，能使骨骼和牙齿强壮；维生素E，抗氧化维生素，具有预防心脏病和肿瘤的功效；含镁，调节血压。

和其它的坚果一样，杏仁还富含不饱和脂肪酸，在不影响高密度脂蛋白的同时能够有效地降低总胆固醇和低密度脂蛋白的水平。杏仁中所含脂肪酸的2/3为不饱和脂肪酸。

有利心脏健康的脂肪

美国加利福尼亚州罗马·林登大学的研究者研究，食用包括杏仁、胡桃和花生在内的坚果，和心脏病发病风险下降之间的关系，这一研究是针对31000名基督复临安息日会教友进行的。研究者发现，每周食用坚果4次以上的人，患有心脏病风险的机率比每周食用少于1次的人下降了一半。在这些坚果中，杏仁的消费量最大，占到了29%。

“可能有多种因素参与了坚果降血脂的作用，”罗马·林登大学公共卫生学院课题研究首席专家、医学教授弗莱茨博士说，“坚果中高含量的不饱和脂肪酸是最主要的因素。此外，坚果中还含有叫做精氨酸的氨基酸，它是内皮舒张因子一氧化氮的前体物质。”弗莱茨博士进一步解释，一氧化氮在动脉内皮释放，能够预防动脉硬化的发生。

对于杏仁/胆固醇关系的深入研究是由《合理的饮食结构》的作者、美国加利福尼亚州洛杉矶市健康调查研究中心主任斯皮勒博士牵头进行的。在斯皮勒博士的研究中，26名低脂低胆固醇饮食的受试者，每天进食蔬菜、水果、谷物、豆类和低脂副食9个星期。在此期间尽量避免摄入黄油、人造黄油、鱼脂、大量的猪、牛、羊肉和冰激凌等食品。在进行这种饮食结构两周后，受试者开始每天食用3盎司生杏仁，并且使用杏仁油来代替植物油炒菜。

当受试者开始增加杏仁的摄入时，他们每天脂肪的摄入总量由过去的67克增加到了90克，大约37%日常所需的热量来自脂肪。但是在杏仁饮食3周后，他们体内总胆固醇水平由235mg/dl下降到了215mg/dl，不但如此，低密度脂蛋白水平也下降了21点，由154mg/dl下降到了133mg/dl，高密度脂蛋白的水平则保持平稳。

为什么受试者的脂肪摄入量多了，体内总胆固醇和低密度脂蛋白的水平反而下降了呢？斯皮勒博士和他的同事们认为，这可能是由于多摄入的脂肪是来自杏仁的不饱和脂肪酸，“但是如果受试者体内热量的供应有40%来自饱和脂肪酸，也就是说他们在早晨吃熏肉，晚饭吃肉排和面包黄油，他们就不会再想吃杏仁了”。斯皮勒博士的研究进一步说明只要多吃植物性食物，即使每天脂肪的摄入量超出正常推荐量一些，也能够降低血脂水平。

健康心脏

吃多样的坚果会有多种好处

杏仁并不是被证明是对身体有益的唯一的坚果。胡桃也具有相似的优点，就是澳大利亚坚果做的果子酱也是有益的。对于不太喜欢吃坚果的人来说，果子酱就是个好东西。

研究证明食用大量坚果的人，心脏病的发病率很低。就拿著名的护士健康研究结果来做个例子，每周食用坚果大约5盎司的个体比很少吃坚果的个体的心脏病发病率低50%。

研究者们尚不清楚是什么原因导致坚果具有这样的功效。不饱和脂肪酸、镁、铜、叶酸、蛋白质、钾、纤维素和维生素E可能都参与这一过程。

但是，每盎司180卡的含热量，使杏仁属于高热量食物。为了您的心脏和腰围，建议食少量的杏仁，每周2到5次，每次1盎司左右即可。

坚果不仅仅是炒着吃等简单的吃法，下面有一些比较适合不同口味的做法也可以试试：

在最后的甜点结束时，吃2-3个蘸巧克力酱的澳大利亚坚果；

把坚果放在烤炉里面稍微烤一下；

往自家做的面包上倒半杯切碎的坚果一起吃；

把坚果加到凉菜(色拉)中去或者炒菜的时候加一些坚果进去；

吃夹心点心的时候，把杏仁和干枣夹进去；

把坚果加到面条、凉面、酸奶或者通心粉中去。

多种多样的杏仁制作方法

吃新鲜的、没有盐腌过的杏仁，能够充分发挥它的降血脂的作用。下面是一些其它的好方法。

按照自己喜欢的风味，就不要吃加入脂肪或者盐腌的杏仁罐头，自己动手烤杏仁。把新鲜的杏仁平铺在平底锅上，只铺一层。把锅放在没有开火的烤箱中，然后加热到350摄氏度。轻轻翻动几下。烤到稍微发黄的时候(大约8-12分钟)，把锅移开，自然冷却即可。

当然也可以用微波炉，将1/2茶杯的新鲜杏仁放进微波炉容器，如：盘子或者碗中，然后置于微波炉中，大功率烤2到6分钟，每隔一分钟搅动一次，冷却后即可食用。

将拷好、切碎的杏仁撒在一些谷物、华夫饼干或者薄烤饼上，也可加入到脱脂或低脂奶酪中；

斯皮勒博士还建议，将杏仁撒在凉菜中。之前应将新鲜杏仁放到开水中泡1分钟左右，控了水以后外面的皮就脱掉了，然后按照上面的方法烤熟、切碎，加到凉菜或者其它蔬菜中。

斯皮勒博士还建议，磨碎后加进蔬菜汤等各种汤里。

在做菜或者意大利通心粉的时候，加进杏仁也非常可口。

用杏仁代替餐桌上的一部分肉类、鱼和鸡肉，可以在减少饱和脂肪酸的摄入的同时增加不饱和脂肪酸的摄入。

食用坚果不会增加体重

1盎司的杏仁(大概20–25颗)含有大约170卡热量，所以这些坚果并不是含热量低的食物。但是，斯皮勒博士提醒人们不能因此忽视杏仁降低胆固醇的潜能，“一些人担心他们进食的时候摄入杏仁会增加体重，”斯皮勒博士说，“但是他们的体重通常并没有增加，这大概是因为他们进食杏仁的时候,就会减少其它食物的摄入，或者用植物蛋白代替动物蛋白，人们就应该这样做。”

对于超过理想体重的人，就不能吃太多的杏仁了。斯皮勒博士建议，“不要在饭后食用超过3盎司的杏仁，摄入杏仁的同时应当减少其它食物的摄入量。”

抗氧化剂——心血管系统粥样斑块的驱除剂

低脂、高纤维素、脱胆固醇、水果蔬菜是主要的、有利于心脏健康的饮食成分。但是还有其它的因素在发挥着作用。有证据表明抗氧化剂如维生素C、E和由β胡萝卜素转化而来的维生素A，都参与到了防止体内血脂水平过高的过程中。这些“超营养物质”广泛大量地存在于新鲜蔬菜、水果中，对心脏病的预防很有好处。

确实，维生素C在降低血脂水平方面的效果是很显著的。澳大利亚的研究者观察了18位健康男性受试者，每天摄入维生素C2000毫克，对于多种反映心脏健康程度的指标诸如胆固醇水平有着影响。这些受试者的体内维生素C水平不高，但是尚处于正常范围之内。与服用安慰剂(没有任何作用的小药丸)的受试者个体相比，服用维生素

C的受试者个体体内总胆固醇水平下降了10%，总胆固醇/高密度脂蛋白比值没有太大的变化。

证据还远不止这些。在英国，研究者们观察了降脂治疗和补充抗氧化剂之间的关系。受试者集中在具有死于心脏病的高风险人群的男性和女性，他们的年龄在40岁到80岁之间。他们中的有些人服用降脂药辛戈他丁(40毫克/天)；另有一些人接受安慰剂加抗氧化剂维生素(包括维生素E600毫克/天、维生素C250毫克/天、β胡萝卜素20毫克/天)或者是只接受安慰剂治疗的一些人。这些人至少每隔5年接受一次检查。

30个月之后，前两个组(服用降脂药的人和服用安慰剂加维生素的人)体内的总胆固醇和低密度脂蛋白水平都下降了。研究者称，致命性心脏病的发生率,每年降低了2.4个百分点。这一结论说明，具有心脏病的高发病风险的人群，接受降脂药物治疗和补充抗氧化剂维生素，可以降低发病率。

上面两个试验的数据，揭示了抗氧化剂维生素高摄入和改善血脂水平、降低冠心病发病风险之间的关系。多数试验发现效应与抗氧化剂维生素摄入剂量很相关。维生素C的日常用量为60毫克/天，维生素E为30国际单位/天。对于β胡萝卜素还没有准确的日常剂量，但是专家建议每天应当从食物中获得5-6毫克。

一些权威人士推荐多摄入一些维生素C和E，以便能够在日常用量的基础上达到治疗量水平，但是补充β胡萝卜素的标准还不确切。另一些人认为补充维生素是尚未完全证实的、大有前途的降低心血管疾病的好方法。

专家同时指出，摄入多量的抗氧化剂维生素，并不能完全对抗高脂饮食造成动脉阻塞的。最好的方法仍然是通过低脂低胆固醇饮食降低血脂水平，从而达到保护心脏的目的。下表是各抗氧化剂的作用。

富含抗氧化剂的食物

像蛤蜊、甘蓝和哈密瓜这样不同种类的食品含有共同的营养物质吗？它们都含有丰富的抗氧化剂维生素。下面是富含抗氧化剂的食物列表：

维生素C

椰菜、抱子甘蓝(比京芽菜)、哈密瓜、花椰菜、蛤蜊、柚子、青椒、芒果、桔子、番木瓜果、胡椒、西瓜

维生素E

芦笋、粗粮、羽衣甘蓝、动物肝脏、坚果、南瓜籽、葵花籽、红薯、植物油、麦芽、谷物产品

β胡萝卜素

杏、哈密瓜、胡萝卜、芒果、番木瓜果、桃、菠菜、红薯、西红柿、南瓜

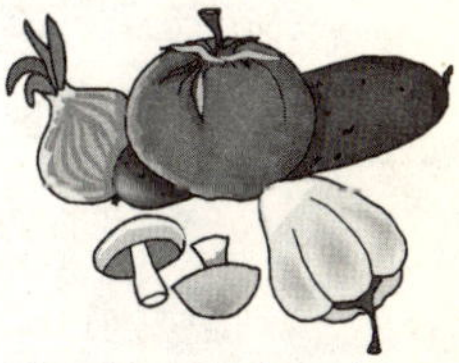

抗氧化剂和胆固醇之间的联系

专家们相信，抗氧化剂能够通过降低氧自由基的活性来阻止很多包括心脏病在内的慢性疾病的进一步发展。这些化学物质来自体内和体外，具有损伤细胞的作用，并可最终导致包括心脏病在内的各种疾病的发生。抗氧化剂维生素能够保护细胞免于这些损伤。

此外，抗氧化剂能够升高高密度脂蛋白的水平，并且阻碍沉积在动脉的低密度脂蛋白发生氧化，研究者们相信氧化过程会增加低密度脂蛋白在动脉进一步聚集的可能性。

美国加利福尼亚旧金山大学医学副教授托马斯博士认为："低密度脂蛋白是血液中主要的运送胆固醇到外周的分子。"氧化的低密度脂蛋白更易于被动脉壁上的巨噬细胞所捕获吞噬。当低密度脂蛋白开始在巨噬细胞中聚集的时候，就发生了一系列的化学反应加速了氧化过程和动脉阻塞的过程。

"低密度脂蛋白在巨噬细胞中的聚集，触发了动脉发生硬化的灾难性的后果，"托马斯博士指出，"如果有效地降低低密度脂蛋白的氧化过程，就能够降低动脉硬化的发展速度。"

抗氧化剂的治疗作用

很多研究都表明，在高摄入量的抗氧化剂维生素，尤其是维生素C和E和降低心脏病的发病风险之间存在着联系。由哈佛大学医学院和公共卫生学院牵头的健康专业

研究会的研究者们，对在40000名从事卫生保健工作的健康男性受试者，进行追踪调查，试图了解发展为心脏病的人有多少。他们发现服用最多维生素E的人群，患心脏病的机率也最低。相对于日常并不额外补充维生素E的人来说，男性每天摄入100国际单位以上的维生素E，两年以后就能够将罹患心脏病的风险降低37%。

哈佛的一个平行对照研究，对87000名健康女护士进行了8年的追踪调查。摄入最多维生素E的人群，心脏病发病风险与摄入量最低的人群相比较而言降低了34%。每天补充额外维生素E的人群，两年以后冠心病的发病风险下降41%。补充最多β胡萝卜素的人群比最少量人群风险降低了22%。

美国加利福尼亚州洛杉矶大学里的研究者们，分析了由国立第一健康营养调查中心提供的11000名受试者的维生素C摄入量数据后发现，男性维生素C摄入最多量的人比较而言降低了死于心脏病的风险45%，在女性则为25%。

下次到墨西哥吃饭的时候，一定要拒绝酸奶油

升高高密度脂蛋白

上述的研究并没有特别探讨血脂水平和抗氧化剂之间的关系，但是有其它的研究阐述了，抗氧化剂提高高密度脂蛋白水平和阻止低密度脂蛋白氧化的可能性。

“多项研究说明如果把维生素C的摄入量，由相对比较低的水平(60毫克/天)提高至200—300毫克/天，高密度脂蛋白水平就会有剂量依赖性随着升高，”美国波士顿市杜福(Tufts)大学、简美尔(Jean Mayer)老年营养研究中心(USDA)、人类营养研究中心抗氧化剂研究室主任布拉姆勃格博士提出，“这在某种方面解释了维生素C对心脏病的预防作用。”

纽约市科学院公布的一项研究，对696名年龄超过60岁不同性别的人的健康调查表明，每天维生素C摄入量大于180毫克(大约为日常需要量的3倍)的人与高水平的高密度脂蛋白和较低血压有关。来自杜福(Tufts)大学人类营养研究中心抗氧化剂研究室，针对1200多名受试者的调查研究后发现，体内高水平的维生素C含量与高密度脂蛋白升高密切相关。

美国加利福尼亚州圣地亚哥一所大学的研究者，研究了维生素E和β胡萝卜素个体化治疗对于低密度脂蛋白氧化过程的影响。第一阶段的研究中，8名受试者连续3个月每天摄入60毫克β胡萝卜素；然后在以后的三个月里，摄入β胡萝卜素的同时每天增加摄入1600国际单位的维生素E；在最后的三个月里，同时每天再增加2000毫克的维生素C。

在第二阶段的研究中，受试者每天只摄入1600国际单位的维生素E。研究者得出结论说，长期服用较大剂量的维生素E，能够阻止30%－50%的低密度脂蛋白被氧化，而β胡萝卜素似乎没有这一效应。

争论的焦点：是食物还是补药？

包括布拉姆勃格博士在内的一些研究者认为，为预防营养不足引起疾病而制定的日常摄入量，对于降低发病风险所需来说是远远不够的，布拉姆勃格博士说："作为预防营养不足的标准，日常摄入量就足够了，但是如果有人要问'我需要每天服用多少维生素C来预防心脏病、肿瘤和白内障时'，我们就不能拿日常摄入量作为答案回答对方了。"

甚至有些人连日常摄入量的水平都很难达到。实际上，一项政府调查显示，大约只有9%的美国人，每天能够摄入足量的蔬菜水果。专家又说，至于要达到治疗量的抗氧化剂的摄入，就更难有人做到。

按照布拉姆勃格博士所得出的结论，抗氧化剂的补充起码部分地发挥了作用。他建议人们每天额外补充250－1000毫克的维生素C和100－400国际单位的维生素E，并且这一剂量是安全的。由于有报道指出，大剂量的补充维生素C会导致腹泻，过量的维生素E，也会导致头痛和腹泻，人们在服用这些药物之前应咨询一下医生。

因为补充维生素，并不能抵消不良饮食习惯对机体的负面影响，必须特别重视在进餐时多吃蔬菜、水果、粗粮、低脂或者脱脂的奶制品和少量的肉类、禽和鱼。托马斯博士说："这些富含抗氧化剂的食物比起药物和补品来，更为有效和方便。"

苹果类——胆固醇的埋葬者

下次，当您吃苹果时，您应该知道：苹果会降低血脂水平，保护心脏，自然也就减少了去医院看病的次数。

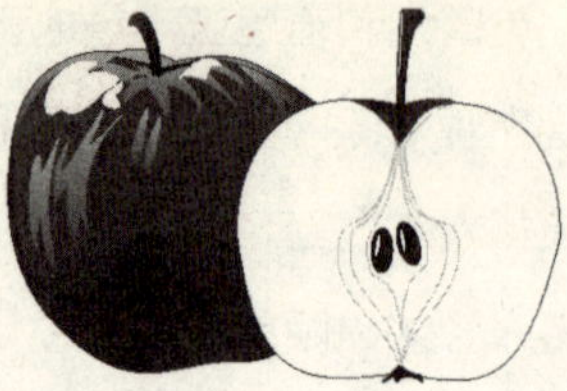

苹果中存在有降低血脂水平的物质吗？胶质，准确地说是果胶。一种存在于水果和蔬菜中的粘性物质，能够有效地降低胆固醇水平。美国纽约市哥伦比亚大学、人类营养学院临床副教授克罗斯博士指出："果胶属于可溶性纤维素，能够将胆固醇带出体内。"每个苹果平均含有果胶1.08克。

苹果中还含有黄酮类物质，它是常见的能够缩短低密度脂蛋白在血液中聚集过程的化学物质。荷兰的研究者对805名年龄在65-84岁之间的男性受试者进行研究，他们都食用大量的黄酮类物质(同样存在于洋葱、茶和葡萄酒中)，结果这些人的心脏病发病风险和死于心脏病的机率都比不吃或者少吃的人低50%。

人们需要每天吃一个以上的苹果来降低体内过高的高血脂,在日常饮食中增加苹果和其它富含纤维素的水果和蔬菜是通向健康之路的第一步。

清洁动脉

一个非常有价值的证据指出，苹果能够清除体内的胆固醇。在由中央华盛顿大学、食物科学与研究所教授戴维德博士牵头的研究中，科学家将26名男性受试者分为两组，他们的血脂都处于高水平状态(200-255mg/dl)，第一组的受试者每天都食用3个加入苹果纤维的小甜饼，大约含有14.5克纤维素，相当于4-5个苹果。第二组食用普通小甜饼。除此之外，两组都吃一些平时经常食用的东西。

6周以后，食用含有苹果纤维的组，总胆固醇水平降低了15点(大约7%)，对照组则没有变化。在随后的一个试验中，由戴维德博士和他的研究生主持，25名男性受试者血脂范围在200-270mg/dl之间，他们每天摄入一种叫做富纤维素(FiberRich)的食品，它是富含纤维素的苹果汁食品所做。6周以后，总胆固醇水平平均下降了10%，低密度脂蛋白水平平均下降了14%。

还有其它的试验列举了苹果的降血脂作用。在法国的一个实验中，30名不分性别的健康受试者，在每天的饮食中增加了2-3个苹果，连续一个月以后，科学家发现受试者体内的总胆固醇水平最显著的下降了80%，平均下降了14%，还有一个受试者的总胆固醇水平下降了29%。高密度脂蛋白水平也同时上升了。

专家认为，也许最简单而有效的利用苹果降血脂的方法就是吃新鲜的苹果了。美国加利福尼亚州饮食山庄(Beverly Hill)的饮食专家，《健康家庭饮食》的作者斯鲍博士指出："一个新鲜的苹果是最好的快餐食品。"下面3个建议就来自斯鲍博士：

1.将苹果片或者苹果块与低脂奶酪混合在一起，再撒一些新鲜的细香葱和莴笋。也可以把苹果片和葡萄干、杏仁、熟鸡肉搅在一起，再放一些龙蒿醋。

2.在烤食物的时候把苹果加进去。斯鲍博士说："把苹果加到任何想烤着吃的食物中去，包括低脂松饼和蛋糕。"把一个苹果分成6份，夹到松饼当中一起烤。

3.吃肉食的时候就着稍微炒过的苹果非常可口，比如吃了烤火鸡之后，将煎锅上的肉拿掉，把削了皮的苹果片放上去，煎4-5分钟，苹果就煎得松软了，这时候再吃，味道很不错的。

斯鲍博士还建议，把几个苹果切开，放进去肉桂和一些少量的食糖，外面裹上面粉后放在烤箱里面烤，"您将会吃到含脂量非常少，但是很好吃的苹果点心。"

苹果对人体确实很有益，然而我们的很多吃法却破坏了它的营养价值。美国佛罗里达州达迈阿密市大学医学院的营养专家罗克博士说："吃苹果馅饼的时候，裹上厚厚的一层黄油就不是一种好的吃法。"当然人们偶尔可以大肆地吃一些甜食，但是如果想有效地降低血脂，就最好吃新鲜的苹果或者把它做成其它的健康食品。

苹果的保鲜方法比较简单，只要把它们放在塑料袋中或者冰箱里面就可以了，放在冰箱里面的苹果可以长时间的保持水分，但在常温下，保鲜时间只有1/10。

苹果馅饼：好吃又健康的食品

许多证据表明苹果能够降低血脂，这主要是由于一种叫做果胶的粘性物质。果胶存在于多种水果和蔬菜中，能够溶于水，将血液中的胆固醇带出体外。但是苹果同时也含有大量的黄酮类物质，能够阻断有害的低密度脂蛋白在动脉血管中的沉积和阻塞。

所以从现在开始就应该时常吃一些苹果饼，但是记住要把馅饼的皮去掉，因为在烹烤的过程中，发生了加氢反应，使得饱和脂肪酸的含量大大升高，这对血管是不利的。

如何尽可能地减少馅饼皮上发生的加氢反应呢，下面是两个小窍门：

尽量少用起酥油 虽然许多点心的配方都比较准确标准，但是仍有可能会发生因为没有把馅饼皮揉充分，而超标准加入起酥油(能够超过三分之一)的情况。

芸苔(油菜)和番红花可以代替固体起酥油，用单链不饱和脂肪酸或者聚不饱和脂肪酸类油脂代替饱和脂肪酸油脂，这对心脏很有好处。

精氨酸——小吃中的抗精氨酸斗士

人们可能在还不知道精氨酸是什么东西的情况下，就已经用它来降低血液中的胆固醇了。精氨酸最初发现于鸡肉和其它肉类以及像坚果一样的植物中。人体每天精氨酸的摄入量为5克。

机体将精氨酸化为一种叫做一氧化氮的物质，是目前已知的最有效的血管舒张物质。预备研究提示，每天摄入额外6-9毫克的精氨酸，能够提高冠脉血流量，降低胆固醇水平。作为一种抗氧化剂，保持血管弹性，这样提高冠脉血流量，并降低胆固醇的沉积。

精氨酸和心脏健康之间的关系还没有最终探明。美国心脏病学会营养委员会前主席、科罗拉多州首府丹佛市大学、人类营养中心医学教授爱克，正在致力于精氨酸的作用机理研究。

然而根据斯坦福大学、血管研究所所长医学副教授库克博士的研究认为，精氨酸的作用只对确定人群有效。

库克博士认为，对于患有心脏或者动脉疾病的人，应当考虑开始应用精氨酸，因为它能够帮助解决血流障碍的问题。但是处在这种状况的人，在开始使用精氨酸之前一定要先咨询医生的意见。因为胆固醇原因而导致心脏或者四肢血流障碍的人，会从服用精氨酸中获益，而糖尿病和高血压导致的血流受损的人对这一疗法并不敏感。

库克博士发明了一种叫心脏酒吧(HeartBar)的药物，这是除食物以外两种精氨酸来源之一，市场上卖的产品是适用于心血管疾病患者，每片能够提供180卡的热量。每天服用2片，能够提供6毫克精氨酸，相当于其它对心脏健康有益的营养物质，如：烟酸和大豆蛋白。

精氨酸也可以制成胶囊，这样便于服用和携带，专家建议最好还是应该把每天的摄入量分次服用，(例如分为三等份)，这样能够使血液中的精氨酸浓度，稳定在一个不变的水平。(当然如果已经有医生告诉您具体的服用方法的话，那就更好不过了。)

朝鲜蓟类——抗胆固醇战争中的新成员

朝鲜蓟是春季的基本食物，但是研究者发现，它带给人类的却是一年四季的健康。

德国的科学家向143名不分性别的高血脂受试者(总胆固醇水平大于280mg/dl)，提供每天1800毫克的干朝鲜蓟提取物或者没有任何活性的安慰剂做对照，连续6周。在试验即将结束时，接受干朝鲜蓟提取物的个体的总胆固醇水平平均下降了18%，而对照组只下降了8%。此外，研究者还发现，在接受干朝鲜蓟提取物的个体中，低密度脂蛋白水平下降了20%，这些个体体内低密度脂蛋白/高密度脂蛋白的比值也同时上升了。

这种提取物是怎样发挥降低血脂的呢？朝鲜蓟中含有一种叫做朝鲜蓟酸的物质，这一物质能够促进肝脏分泌胆汁。研究同时还发现，提取物能够促进胆囊收缩而排出胆汁，胆汁的排出在清除体内过多胆固醇的过程中发挥重要的作用。

更为巧妙的是，研究发现，整个过程并没有出现药物副作用。研究者认为，这意味着朝鲜蓟提取物，在不久的将来会被广泛的应用。

同时，人们可以将朝鲜蓟和其它蔬菜，再配一些橄榄油，作为副食食用。这样朝鲜蓟就成了既能有效地降低胆固醇，又是可口美味的佳肴。

青豆、胡椒和朝鲜蓟

(4份的用量)

12盎司红薯

8盎司青豆

1杯炒过的碎红柿子椒

8棵浸了水的朝鲜蓟菜心

1/3杯龙蒿醋

1汤匙橄榄油

1茶匙第戎芥末

1瓣大蒜，切碎

1/2茶匙干的牛至菜

1/4茶匙黑胡椒

1/4茶匙产于伍斯特郡的调味料

蒸锅里面倒进水然后烧开，把马铃薯放进蒸锅里，盖好盖蒸15分钟左右直到蒸熟为止，拿出来放到一边，凉到不烫手的时候把马铃薯切成薄片放在碗里。

用中号锅，把青豆放进开水中煮5分钟，捞出来控了水之后，放到马铃薯中去，加入胡椒和朝鲜蓟调匀。

在一个小碗里将醋、橄榄油、芥末、大蒜末、牛至菜、黑胡椒和伍斯特郡调味料搅拌调好以后，倒在拌好的马铃薯和青豆上，即可食用。

每份含有：172卡热量，5.8克脂肪(提供30%的热量)，3.7克蛋白质，30.5克碳水化合物，0毫克胆固醇，2.1克膳食纤维，113毫克钠。

鳄梨类——一个抗胆固醇的胖家伙

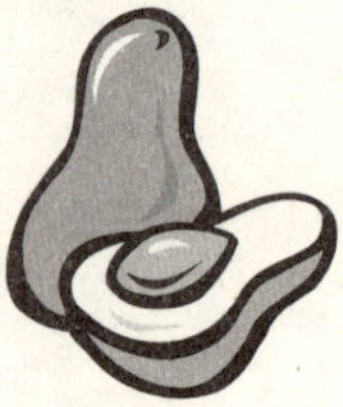

肥得流油，大腹便便

如果您和这些人一样，您就可以用这个绰号来形容可口的鳄梨了。不过人们很快就改变了对它的看法，要想降低自己体内过高的胆固醇水平，就必须认识到鳄梨的价值：它富含单链不饱和脂肪酸，因而能有效地降低低密度脂蛋白水平。此外还含有丰富的油酸(即十八烯酸)，油酸也同时存在于橄榄和芸苔油中，同样有益于胆固醇的降低

唯一需要注意的是：鳄梨含有大量的脂肪酸，所以吃鳄梨的同时，就要限制其它脂肪类食物的摄入，即使是单链不饱和脂肪酸的食物也要少吃。所以，食用少量的鳄

梨能够帮助人体降低胆固醇水平，而且口感非常好。

一直降下去

鳄梨和降血脂关系的研究最早是：澳大利亚的研究者猜想并着手证实它的存在。在这个研究中，15名妇女随即分为两组进食不同的饮食：低脂高碳水化合物饮食组(21%脂肪热量)和富含鳄梨的饮食组(36%脂肪热量)，鳄梨的摄入量由半个到一个半不等。

3周以后，鳄梨高摄入组妇女体内的总胆固醇水平从平均236mg/dl下降至217 mg/dl，大约是8.2%，相对而言，低脂饮食组总胆固醇水平平均下降了4.9%。更为显著的是，在低脂饮食组中水平下降14%的高密度脂蛋白在鳄梨高摄入组中并没有明显得改变。结果是，总胆固醇/高密度脂蛋白的比值在低脂饮食组上升了10.4%，在鳄梨高摄入组上升了14.9%。

鳄梨同样适用于非胰岛素依赖型糖尿病(2型糖尿病)病人作为日常饮食。这些病人倘若摄入过量的碳水化合物,会导致甘油三酯和血糖代谢的紊乱。墨西哥的一项研究发现，在16名患有2型糖尿病的妇女中，部分的用单链不饱和脂肪酸代替碳水化合物可以降低甘油三酯水平。这一项研究中，妇女受试者们接受了1个月的基础量的饮食，然后分为两组，第一组进食高单链不饱和脂肪酸饮食(脂肪供热占40%)，脂肪主要来源于鳄梨；第二组进食高碳水化合物混合饮食(脂肪供热占20%)。结果是两组都轻度降低了体内总胆固醇的水平，但是进食鳄梨的组(高单链不饱和脂肪酸饮食)受试者体内的甘油三酯水平下降了20%，进食高碳水化合物混合饮食的受试者体内的甘油三酯水平只下降了7%，所以受试者体内的血糖水平都没有明显的改变。

适量摄入单链脂肪酸

鳄梨不含食物性胆固醇，食物性胆固醇多存在于诸如鸡蛋、牛奶和肉类等动物性食品中，但是也不能毫无节制地吃大量的鳄梨，它能够提供的大约71%-88%是脂肪性的。“色拉中加入1/8个鳄梨就相当于加入了5克的脂肪。”美国饮食学会发言人、加利福尼亚州圣塔·莫尼卡(Santa Monica)的营养学家立卡博士指出。

绝大多数人一下子不会吃掉半个鳄梨，美国纽约市哥伦比亚教会医学中心、依锐因(Irving)临床医学研究所营养专家、美国心脏病协会营养分会卡莫里博士说：“不能一下子摄入太多的脂肪，不管是饱和的还是不饱和的。”所以卡莫里博士建议，应当是用鳄梨代替其它富含脂肪的食物，而不是在进食了脂肪以后再吃鳄梨。

需要注意的是要掌握量的问题

很多人用大块的鳄梨来装点凉菜和水果拼盘，或者把鳄梨片夹在三明治中间吃。但是不妨尝试一下以下的建议。

加利福尼亚鳄梨研究会建议，试着在烤熟的马铃薯上铺一层碎鳄梨。一汤匙黄油含有100卡热量，所含绝大多数是饱和脂肪酸。一汤匙碎鳄梨却只含有20卡热量，而且所含多数为单链不饱和脂肪酸。

美国饮食学会发言人、亚利桑那州营养学家贝肯博士建议，“在烤肉鸡的时候放两片鳄梨”。在做马铃薯拼盘的时候尽量少用蛋黄酱，而用碎鳄梨代替，这样就可以摄入较少的饱和脂肪酸和食物性胆固醇，同时多摄入对心脏有益的单链不饱和脂肪酸。

将鳄梨一切两半，把籽去掉，里面塞满鸡肉、海产品或者低脱脂胆固醇的蛋黄酱做成的意大利色拉。为了防止鳄梨变褐色，可以事先涂一些柠檬汁在肉上。

(提示：如果购买的鳄梨还没有完全熟透，可以把这些鳄梨放在纸袋里面放置几天，这样能够加快鳄梨的成熟。)

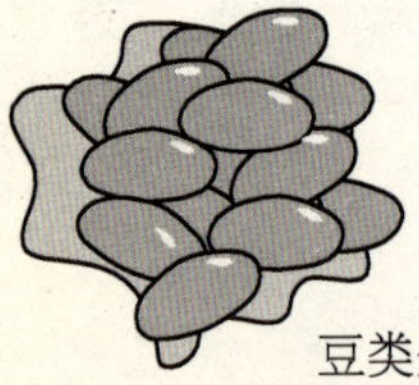

豆类——健康食品中的核心成员

豆类是好的食品吗？以前在常人眼里再普通不过的豆类，已经成为浑身是宝的好东西，尤其是它与肉类相比，具有的高蛋白、低脂肪、物美价廉的特点。

更重要的是，豆类对高胆固醇具有很明显的绝对作用：它含有很多种类的可溶性纤维素，这些纤维素被证明能够有效地降低胆固醇水平。美国华盛顿特区有效药物内科医生学会主席尼尔博士指出，“豆类同时含有ω－3脂肪酸和钙，”ω－3脂肪酸也存在于一般的鱼类，它是一种聚合不饱和脂肪酸，能够有效地预防心血管疾病的发生。

豆类的营养谱与在厨房中的多种用途，意味着它可以用在任何饭菜中，无论是炒辣椒还是做鲜美的汤，最重要的是，把豆类做成味美、健康的食物，就像打开一听罐头那么简单。如果还需要更多的理由，就把豆类放在自己的盘子里。下面的报道会给您更多的信息。

位于美国肯塔基州列克星敦市的肯塔基州大学医学院、医学和临床营养学教授、《安德森博士的高纤维素计划》的作者爱德森·安德森博士，和他的同事让20名血中胆固醇水平超过260mg/dl的男性受试者，每天吃总量为一杯半的菜豆和斑豆，3周以后，受试者的总胆固醇水平下降了56点，同时低密度脂蛋白水平下降了51点。

在安德森博士领导的另外一项研究中，28名高血脂男性受试者食用1听8盎司的西红柿汁豆。3周以后，总胆固醇水平下降了10.4个百分点，甘油三酯水平下降了10.8个百分点。

新西兰的研究者将40名高血脂患者分为两组，低脂饮食补充豆类和低脂饮食补充燕麦。结果两组的总胆固醇都有轻微下降，但是补充豆类组的受试者的高密度脂蛋白显著升高，而补充燕麦组却没有。

豆制品烹调的基本方法

在降血脂饮食菜单中，豆类一直处在非常重要和显著的位置上。

如果想把整个干豆都利用起来，就得先把它们浸泡在冷水中过夜，这样第二天烹调的时候就很方便了。如果时间来不及，想尽快泡好，就把豆子放入开水中煮2分钟，然后再放在一边泡1个小时左右就好了。

如果上诉两种方法都来不及，安德森博士建议，选用小扁豆和豌豆，这两种豆子不需要浸泡就可以直接烹饪。“尽管豌豆和小扁豆中纤维素的含量比起其它种类的豆子都低，但是仍然具有降低血脂的良好功效。”安德森博士指出。

安德森博士还建议，用罐装的豆制品做汤、凉菜、砂锅菜， 最好要事先漂一下可以洗掉的过多盐分。

在炖肉中加入一听鹰嘴豆、菜豆、青豆和黑豆能够增加纤维素的含量。

将玉米面煎饼中的牛肉用豆类代替，安德森博士建议，“没有什么比自家做的玉米面豆饼，再撒上墨西哥胡椒粉更好吃的了。”并且可以试着往煎饼上，涂上低脂脱胆固醇奶酪和少量低脂酸奶油。

《素食营养：简单又健康》的作者，美国佛罗里达州、Pompano海滩大西洋皇家温泉健康中心、健康专家克兰波博士建议，把各种碎豆子罐头混合起来，撒一些洋葱、新鲜大蒜和低盐酱油(一种酱)，然后涂在饼干或者春卷上面吃。

另外，克兰波博士还推荐，把一滴橄榄油，少许的新鲜大蒜，加入到碎鹰嘴豆罐头中，搅拌后涂抹在自己喜欢吃的面包上。

在吃豆类食品上，也能够看出不同文化之间的差异来。美国人可能喜欢试着用豆子来做味道浓烈的古巴黑豆汤，中东地区的人喜欢鹰嘴豆沙(可口的鹰嘴豆、柠檬汁、大蒜、新鲜薄荷、比萨饼等做成)，意大利豆面，南方风味的黑豆火腿米饭。

如果有兴趣做一顿墨西哥风味的午餐，就要避免用油炸过的豆子，美国营养学会发言人、加利福尼亚州曼哈顿海滩营养师亚杰克博士指出，“传统的、油炸的豆子做饭猪油太多，应当提倡用含脂肪少的斑豆或者黑豆。”

关于豆类食物导致肠道排气增多的问题

部分人食用豆类食物会产生胃肠道的不适，主要是肠道排气(俗称放屁)增多。美国芝加哥市西北大学医学院、预防医学研究所副教授林达博士指出，产生这一原因是因为豆类中含有水苏(四)糖，蜜三糖(棉子糖)，蔗糖等副产物。“防止这一情况出现的办法是烹调豆子时，一定要浸泡充分，并且将浸泡豆子的水弃掉不用，”林达博士补充说，“浸泡，可以使豆类中的某些糖类降解。”

这时候人们会想到试试一种叫做比耨(Beano)的东西。比耨(Beano)属于非处方药，能够帮助一些人减少肠道气体的产生，根据美国圣地亚哥市加利福尼亚大学进行的一项研究，按照受试者自述症状来判断，相对安慰剂组来说，在吃饭之前服用8滴比耨(Beano)，能够有效地减少肠道气体的排放。

想要在降血脂饮食中加入多一些的可溶性纤维素吗？下表可供参考	
豆类(1/2杯，熟)	可溶性纤维素(克)
云豆	2.8
酸果蔓豆	2.7
棉豆	2.7
黑豆	2.4
菜豆	2.2
小扁豆	2.0
斑豆	1.9
北方大豆	1.4
鹰嘴豆	1.3
豌豆	1.1

钙类物质——具有多种天赋才能的矿物质

“喝牛奶会促进骨骼的发育。”小孩子会常常听到母亲不厌其烦的嘱咐他们这句话，妈妈说的话非常正确。牛奶中含有钙质，能够使骨骼发育的非常强壮。补充钙是预防骨质疏松症发生的首要措施。骨质疏松症在美国影响了大约2400万年龄超过65岁的人，尤其是妇女。

钙不仅保护人体的骨骼不易发生骨折，同时也保护人类的心脏。一些研究证明，钙在降低血脂方面发挥着独特的作用。当人们还不知道其中的具体机理时，已经有很多的证据显示出钙的威力了。

钙与低密度脂蛋白

早在50年代，心脏病专家就猜想钙能够降低胆固醇水平。但是当时大多数很有希望成功的试验研究，都没有得到确切的证据和满意的结果。这主要是因为早期的研究，把注意力都放在了钙对总胆固醇效应上了。更多的研究分析了钙对总胆固醇不同组成部分的效应，诸如低密度脂蛋白，高密度脂蛋白，认为这两项指标对于评估心脏病发病风险更具有敏感性。从此，对钙与低密度脂蛋白之间的关系进入了新阶段。

美国得克萨斯州达拉斯市得克萨斯西南大学医学中心、人类营养研究所副教授杜克博士牵头的研究者们，将13名中度高血脂男性受试者分为两组：高钙饮食(2200毫克/日)和低钙饮食(410毫克/日)，连续10周。在进入第二个10周以后，两组都进食常规饮食。进入第三个10周后，两组的饮食结构对调，高钙饮食组改进低钙饮食，反之亦然。

研究者发现，高钙饮食组的总胆固醇平均下降了6%，更为显著的是，低密度脂蛋白水平下降了11%。专家都认同低密度脂蛋白水平每下降1个百分点，心脏病发病风险就下降2个百分点，按照这一规律，高钙饮食组的受试者的发病风险下降了20%。

另外一项研究是在美国明尼阿波利斯市罕尼平(Hennepin)农村医学中心进行的，研究者对56名患有中度高血脂的不同性别受试者给予低脂含钙饮食(1200毫克/日)。低密度脂蛋白水平下降了4.4%，这就是说心脏病发病风险降了近10%。更为显著的是，受试者体内的高密度脂蛋白水平上升了4.1%。

是什么使钙发挥了降血脂作用呢？根据得克萨斯大学的研究，钙可能在消化系统中通过同时阻断饱和脂肪酸的吸收，与胆固醇结合型胆汁酸的结合来发挥作用。机体分泌胆汁酸，将过多的胆固醇排出体外。实际上，得克萨斯大学研究试验中，高钙饮食的男性受试者分泌13%的饱和脂肪酸，而低钙饮食受试者只分泌了6%的饱和脂肪酸。

钙是快速提高饮食质量的无脂食物

无论增加钙的摄入和降低血脂水平之间的关系被如何进一步的证实。“有很多理由提高人体钙的摄入量。”美国内布拉斯加州奥马哈市克瑞腾(Greighton)大学医学院医学教授、钙离子问题专家罗博特博士指出。

最主要的原因是什么呢？很多人没有足够补充这种矿物质。对于25-35岁的女性，更年期(51-65岁)同时服用雌激素的女性，25-65岁的男性来说，最佳的摄入量是1000毫克/日；更年期没有服用雌激素的女性，年龄超过65岁的男性和女性，摄入量应该达到1500毫克/日。据调查，有50%年龄超过35岁的妇女每天的实际摄入量不足500毫克，这远远低于健康标准。

庆幸的是用补钙的方法来实现保护心脏和骨骼的目的还是比较容易的，每天只需要多摄入一些低脂或者脱脂的牛奶、奶酪或酸奶就可以了。这些食物中所含有的钙质与全奶制品中的含量是相同的，但是同时少了许多对心脏有害的饱和脂肪酸。还有一些食物中也富含钙，比如沙丁鱼罐头、大麻哈鱼罐头、加钙桔子汁和绿色蔬菜(尤其是羽衣甘蓝)。

适当选择补品

罗博特博士建议，如果认为自己无法从日常饮食中补充足量的钙质，人们可以考虑专门从药店或者保健食品店，选择一些钙剂服用，最常见的钙剂是碳酸钙。

罗博特博士介绍了帮助人们正确服用钙剂几点注意事项：

补钙要小剂量，每次不超过500毫克；使用碳酸钙要同饭一起吃，这样有助于钙的吸收。罗博特博士建议，最好选用能够嚼碎了服用的钙剂，“这种钙剂分解充分，”他进一步解释说，“应当避免食用所谓的天然碳酸钙补品，如：肉骨头，白云石，牡砺壳等等。”因为有一些研究显示，这些东西中含有对人体有害的铅。

限制脂肪、咖啡的摄入，戒烟、限酒，因为这些会阻碍钙在体内的吸收。

确保每天摄入适量的维生素D(400国际单位)。维生素D对钙的吸收是必须的，所以要多吃一些富含维生素D的食物，如：脱脂牛奶，一些面包和谷物。也可以服用一些复合维生素和矿物质的药丸，以保证每天有足量维生素D的摄入。

罗博特博士还提醒，要注意避免服用含有铝的钙剂。铝能够耗尽体内的磷酸盐，而后者对钙的吸收很重要。“对于患有胃溃疡疾病的人，倒是应当服用一定量的铝，但是也必须要额外多摄入一些钙。”

在服用钙剂的时候，应当少吃一些纤维素含量高的食物，如：小麦和谷物，因为这些谷物可以使钙的吸收比例下降25%。

多喝水，帮助减少并不常见的便秘发生的可能性，因为这是补钙过程中出现的副作用之一。

杜克博士认为，补充钙剂并不能够完全代替低脂饮食和降脂药的作用(如果医生建议服用的话)，“但是如果患者在进食低脂、低饱和脂肪酸、低胆固醇饮食，那么补充额外钙的摄入，对机体

是很有好处的，”她说，“女性需要额外补充1000毫克/日的钙，这能够有效地预防骨质疏松症的发生。”对于男性，她又说，只需要800毫克/日就足够了。

尽管研究表明，补充钙并不会提高发生肾结石的风险，但是对于有肾结石的人来说，在服用钙剂之前，还是应当咨询一下医生。罗博特博士说，“实际上，高钙饮食能够减少草酸的吸收，而草酸吸收是发生肾结石最主要的致病因素。”

芸苔油(菜籽油)——体重最轻的斗士

红花油和玉米油，都含有较高的聚不饱和脂肪酸，能够比较显著地降低低密度脂蛋白水平。但是这里面还有一个平衡问题：聚不饱和脂肪酸同时也能够导致高密度脂蛋白的水平逐渐下降。椰子仁、棕榈仁榨成的油(有称热带油脂)富含饱和脂肪酸，会导致血脂水平直线上升直至堵塞动脉血管。

再来看看芸苔油(菜籽油)吧。这种上等的油料能够降低低密度脂蛋白的，同时将高密度脂蛋白稳定在一个较高的水平。这是因为芸苔油富含单链不饱和脂肪酸，这与降低血脂密切相关。

鼓舞人心的结果

许多的研究都证明芸苔油(菜籽油)能够有效地降低升高的血脂。例如，新泽西州肯那斯庄敦心脏基金会、Montclair 研究中心、美国纽约州Elmhurst总医院多家机构，对36名高血脂高血压的受试者每天的饮食中加入1盎司(大约2汤匙)芸苔油(菜籽油)，代替其它种类的油脂。4个月以后，受试者体内的总胆固醇水平从254mg/dl下降到248mg/dl，低密度脂蛋白水平则从173 mg/dl下降到160mg/dl。更重要的是，这些受试者体内的高密度脂蛋白水平有了轻度的上升，从47mg/dl上升到51mg/dl。

芬兰首都赫尔辛基大学的研究者们对比研究了，高单链不饱和脂肪酸饮食和高聚不饱和脂肪酸饮食对血脂的效应。研究者在59名受试者一般饮食的基础上给予高饱和脂肪酸饮食，时间为2周。然后随即分为两组，第一组给予高芸苔油(菜籽油)饮食，第二组给予葵花籽油饮食。两组饮食中，脂肪提供热量所占的比例都是38%，但是葵花籽油多含聚不饱和脂肪酸，而芸苔油(菜籽油)多含单链不饱和脂肪酸。

25天之后，高芸苔油(菜籽油)饮食的受试者体内的总胆固醇水平下降了15%，低密度脂蛋白水平下降了23%。相比较而言，高葵花籽油饮食受试者总胆固醇水平下降了12%，低密度脂蛋白水平下降了17%，两组的高密度脂蛋白水平没有明显改变。

橄榄油的效果

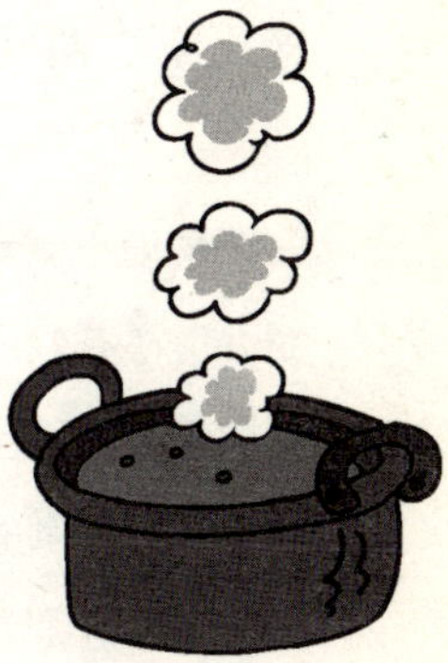

芸苔油(菜籽油)和橄榄油相比，在降低低密度脂蛋白水平并保持高密度脂蛋白基本稳定方面，哪个更有效呢?

芸苔油(菜籽油)和橄榄油在降血脂的效果方面具有很相似的作用，美国马萨诸塞州曼福德市(Medford)、杜福(Tufts)大学、营养学副教授爱丽丝博士和马萨诸塞州首府波士顿简美尔(Jean Mayer)、老年营养研究中心(USDA)的科学家都曾证实，爱丽丝博士说："这两种物质在降低低密度脂蛋白方面的效应是势均力敌的，没有人能够有足够的证据说明谁更优越。"

虽然芸苔油(菜籽油)中单链不饱和脂肪酸含量比橄榄油要低，但是芸苔油(菜籽油)中的饱和脂肪酸含量也更低些。美国加利福尼亚州柏文丽山(Beverly Hill)的饮食专家、《健康家庭饮食》的作者斯鲍博士说："在芸苔油(菜籽油)、橄榄油、玉米油、红花油和葵花籽油，这5种饱和脂肪酸含量最低的植物油中，芸苔油(菜籽油)的饱和脂肪酸含量是最低的，芸苔油(菜籽油)含有6%饱和脂肪酸，而橄榄油则含有15%饱和脂肪酸。"

归纳起来，就是要同时食用芸苔油(菜籽油)和橄榄油等有益心脏健康的油脂。斯鲍博士建议，最好的做法就是在炒菜做饭的时候，用不饱和脂肪酸，如：芸苔油(菜籽油)代替像黄油之类的饱和脂肪酸。

芸苔油(菜籽油)没有像橄榄油一样的好味道，但是这无妨大局，尤其是对于不喜欢橄榄油那种香溢四射味道的人来说更是如此。

实际上，芸苔油(菜籽油)有一种淡淡的香味，而且这种香味不会遮盖其它食物原有的味道。"人们可以用芸苔油(菜籽油)代替玉米油和红花油来做菜，"美国饮食学会发言人、亚利桑那州营养学家泰姆博士说，"在炒菜、烤食物、做汤或者做爆米花的时候，尽量用芸苔油(菜籽油)代替黄油。如果在拌凉菜或者做水果拼盘的时候不用芸苔油，那么味道就太淡了。

食用芸苔油(菜籽油)一定要注意新鲜。含单链不饱和脂肪酸丰富的油脂比起其它油脂来，通常不易保存。所以如果开了盖的芸苔油要保存1个月，那么就得放在冰箱里。

胡萝卜——以粗纤维的力量击败胆固醇

胡萝卜堪称是最健康的食品了。它富含β胡萝卜素和维生素C等抗氧化营养物质，能够有效地预防多种疾病，包括肿瘤在内，这一点与维生素A的作用相当。更重要的是，这脆生生的蔬菜，含有可溶性纤维素，能够有效地降低血脂。

更为特别的是，胡萝卜中含有果胶酸钙，这是一种能够特异性降低血液中胆固醇的可溶性纤维素。根据美国厚兰德研究所药剂师厚兰德博士的研究，果胶酸钙帮助结合胆汁酸，胆汁酸能够促进脂肪的消化吸收和胆固醇向机体外的转运。

在国外的研究也证实了厚兰德博士研究所得的结论。英国苏格兰首府爱丁堡西部总医院的科学家，每天给5名受试者每人200克新鲜的胡萝卜(大约是2个胡萝卜)，3周以后，受试者体内的胆固醇水平下降了11%，而且在停止食用胡萝卜3周以后，胆固醇水平仍然保持低水平没有上升。

烹饪过的胡萝卜，降血脂方面的效应与生的胡萝卜一样，“煮熟的食物纤维和新鲜胡萝卜中的纤维一样，依然具有相同的结合胆汁酸的能力，” 厚兰德博士说，“果胶酸钙在肠道中依然具有活性，可以与胆汁酸相互作用。”

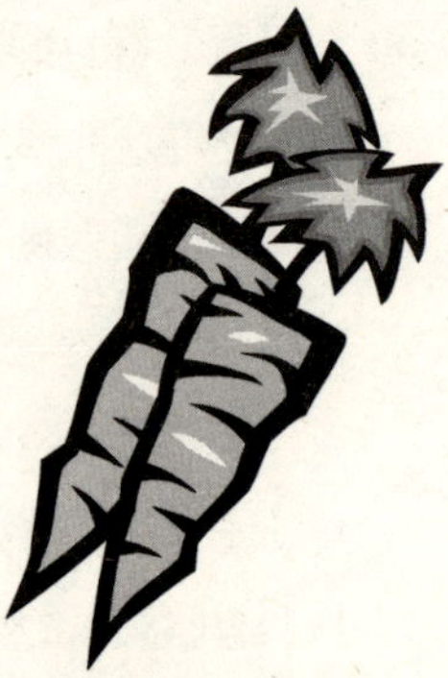

胡萝卜的饮食方法

首先要保证胡萝卜的新鲜。如果是成捆买的，捡出一个胡萝卜，看一看它的叶子，叶子越绿胡萝卜也就越新鲜。美国纽约市营养学家明迪博士说：“如果买的是已经包装了的胡萝卜，也要隔着包装摸一下，看看是松软的还是有弹性的。”

许多专家建议，蒸胡萝卜能够保持其中的营养物质，可是煮胡萝卜会丢失50%的β胡萝卜素和90%的维生素C。

最好不要吃削了皮的胡萝卜，“吃的时候可以蘸一些含脂肪少的东西，比如脱脂酸奶油、脱脂酸奶酪等等。”美国加利福尼亚州的饮食专家、《健康家庭饮食》的作者斯鲍博士建议说。

要想使食物中富含纤维素和抗氧化剂维生素，那么在“放有红薯和胡萝卜的砂锅里，再加一些姜、肉豆蔻等调料进去吧。”美国饮食学会发言人、宾西法尼亚州费城营养学家、教育学博士萨特尼建议。

加拿大多伦多的一位营养学顾问凯瑟曼建议，也可以炒胡萝卜丝或胡萝卜片吃。方法如下：把切好的胡萝卜丝或片放在不沾锅里，平铺好，425摄氏度下炒20—25分钟。凯瑟曼说：“把这道菜端上餐桌以后，您就会发现客人们吃得连菜汁都不会剩下。”

鸡肉——一种更好的选择

以前，人们都认为连汤带肉的一大锅炖肉或者排骨是最好的食物了。但是当医生告诉大家这样的吃法会摄入过多的脂肪，对冠状动脉和心脏不好以后，很多人都改变了肉食结构，吃猪、牛、羊、肉的少了，转而食用更多的是鸡肉。

《合理的饮食结构》的作者、美国加利福尼亚州洛杉矶市健康调查研究中心主任斯皮勒博士指出：“一般来说，与牛肉比起来，鸡肉含有比较少的饱和脂肪酸，而聚不饱和脂肪酸含量较多。”3盎司烤熟的瘦肉片含有8.5克脂肪，其中3.2克为饱和脂肪酸。相同量的鸡胸脯肉只含有3.1克脂肪，其中饱和脂肪酸少于1克。

不是所有吃法的鸡肉都对人体的健康有益：如果想达到降低过高血脂水平的目的，吃3—4块煎鸡肉显然不是医生想要您做到的。

专家说，如果想把家禽作为健康心脏饮食的一部分，就不能把鸡肉的任何部位都拿来吃，不管这一部位的脂肪含量是高还是低。“在下锅之前要选择合适的瘦肉部分。”斯皮勒博士补充说。

注意事项

以下是一些帮助人们减少鸡肉中脂肪含量的处理方法：

购买鸡的时候要买瘦肉型的。烤鸡和炸鸡的脂肪含量比炖鸡少。

烤还是炖，这些方法都能够使鸡肉中的脂肪含量减少，但是油煎却会增加脂肪和热量。

相对于黑肉(指禽类的腿等部分烧不白的肉)部分来说，白肉(指禽类的胸部和翅膀等处的肉)部分含有较少的脂肪，其中胸脯部分是脂肪含量最少的部分：3盎司无皮的鸡胸脯中，脂肪供能只占19%，而鸡腿部分脂肪供能占40%。

但是黑肉并非一点也不能吃，如果想吃，那就只好尽量少吃些，西雅图的一位营养学家、《高级烹调手册》作者凯勒博士指出，“虽然鸡腿中脂肪含量比鸡胸脯中要高，但是相对而言，黑肉中的脂肪含量比起牛排来还是要低。”

用平底锅或者炒菜锅，旺火炒鸡肉，加入新鲜的或者冰冻的蔬菜、香菜和调料。

用微波炉来烹饪褪了皮的鸡胸脯，撒上酱油、柠檬、胡椒粉等调味(注意要保证鸡肉一定要完全熟透)。

心脏健康绝窍

鸡肉范吉塔丝(Fajitas)：一种来自墨西哥的食品。

准备好配料，做一道墨西哥风格的鸡肉，这道菜能够有效降低胆固醇。

下面是具体的做法：

用红柿子椒或者青柿子椒、洋葱、西红柿、油1茶匙，把褪了皮的鸡胸脯和柿子椒炒熟，然后一起裹放在玉米粉圆饼里面，也可以用其它的有利于降低血脂的蔬菜如椰菜、蘑菇等来丰富口味。

据说这种叫做范吉塔丝(fajitas)的食物是由美国德克萨斯州的牛仔首先发明并传入墨西哥的。如果读者喜欢更传统、地道的吃法，就用牛排把鸡胸脯换掉。(fajitas一词来源于faja，是肉牛前腿靠后的部分。西班牙语里面是“小腰带”的意思，)为了发挥尽量大的健康心脏的作用，还是应当吃牛腰和侧身部分的肉比较好。

拒绝食用快餐店里面的炸鸡腿，因为那里面含有不少的食盐、脂肪和胆固醇。如果有时候实在控制不住自己的食欲，美国加利福尼亚州的饮食专家、加利福尼亚饮食协会发言人、《快餐饮食》作者旦克斯鲁特博士建议试试下面的办法：吃1-2块鸡肉，然后多吃蔬菜、米饭、烤白薯、低脂或者脱脂的拼盘和凉菜，把肚子填饱。

还有更好的，就是自己用烤箱做，美国加利福尼亚州的饮食专家'《健康家庭饮食》的作者斯鲍博士建议：往褪了皮的鸡胸脯上裹一层鸡蛋清(记住不要蛋黄)，少量的面粉和玉米片，然后放在烤箱里面，375摄氏度下烤，味道会相当棒的。

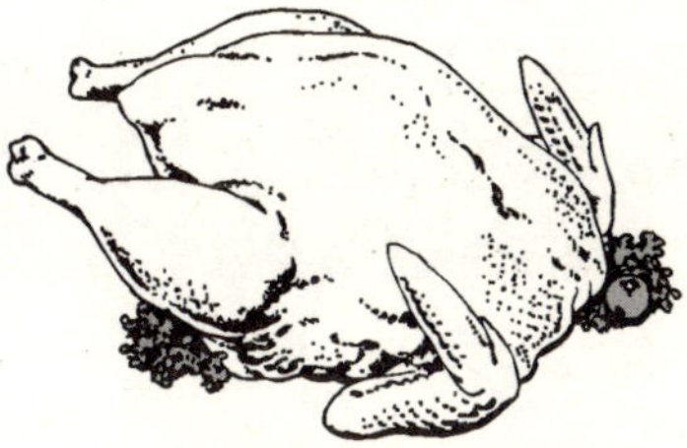

要不要褪皮的问题

对于认为爽口的脆鸡皮是鸡肉中最能引起食欲的那部分人来说，警告他们不要太放纵自己的食欲，也许会让他们大为扫兴的。但是如果有人还不肯放弃对鸡皮的兴趣，那就必须清楚地知道应该采取一些其它的妥协措施了。

“如果坚持保留鸡皮的话，就不能把鸡肉煎着吃了，因为那样会增加太多的脂肪含量，”美国饮食学会发言人、美国洛杉矶市的营养学家诺林博士建议，“应采用烤或者烧的方法来烹调，不能多吃，而且在当天的其它时间里面避免再食用高脂食物。”

如果人们意识到应当减少每天脂肪的摄入量的话，最好的办法就是避免同时食用鸡皮，美国马萨诸塞州曼彻完斯特(Metro West)医学部、佛莱明汉姆心血管中心主任、医学博士威廉姆·凯特指出，“把鸡皮褪下来扔掉！”要知道，鸡肉剥去皮之后，就相当于减少了50%的脂肪摄入，大大降低了规定的热量。

当然也有一些关于鸡皮作用的正面报道，不管人们怎样想，在烹调鸡肉之前都没必要先把鸡皮剥去。美国明尼苏达州大学的研究者发现，在把鸡肉做熟之后再剥去鸡皮和烹调之前就剥了鸡皮相比，对鸡肉的脂肪含量的影响没有显著的区别。美国明尼苏达州首府圣保罗市、明尼苏达州州立大学、营养协会营养学家林达博士认为：“存在于鸡皮中的脂肪不会在烹饪的过程中进入到鸡肉中去。”

美国纽约州曼哈顿的北岸(North Shore)大学、医院营养学顾问劳瑞博士指出：“在做烤鸡之前将鸡皮留着，能够保持鸡肉的水分不会过多丢失。”

辣椒——燃烧血中过多的胆固醇

对很多人来说，吃辣椒是一件很爽的事情，就像跳伞或者攀岩一样充满刺激，就算早已眼泪汪汪，鼻涕直流，那些自称是在吃火的人，就是喜欢被那种辣得直咧嘴的一阵阵波浪一般的感觉。他们乐此不疲地吃着辣椒：把辣椒放在自己喜欢的各种食物中，汤里、炖肉里、菜里、奶酪里甚至在冰激凌里面。

然而这种吃法也确实让他们从辣椒中获得了有益机体健康的东西。辛辣的辣椒富含维生素A，能够提高机体免疫力，预防肿瘤，也含有维生素C，能够降低血压。更重要的是，辣椒中所含的辣椒素能够降低甘油三酯。甘油三酯也是血脂的一种，会导致心脏病的发生。辣椒素甚至还能通过增强血液清除危险栓子的能力来够降低心梗和中风的危险。

还有证据显示辣椒素(也可以用来缓解牛皮癣、关节炎痛等症状)对甘油三酯的效应更为明显。但是只有少数的研究，探讨了辣椒素对血脂产生了让人感兴趣的结果。印度的研究者在一般饮食的基础上给试验大鼠喂了辣椒素，结果啮齿动物的甘油三酯水平下降了，尽管胆固醇含量没有发生变化。美国俄亥俄州州立大学、医学院的研究者，也给大鼠喂了辣椒素，这些啮齿动物的甘油三酯水平同样也下降了。

最令人兴奋的消息还不是这个，尽管辣椒强烈的辣味让很多人都觉得难以忍受，但是人们完全可能在利用它的健康效应的同时免受剧烈辣味的刺激，只需要知道怎么样应对辣椒带来的热并且稍微小心一些就好了。下面是一些方法。

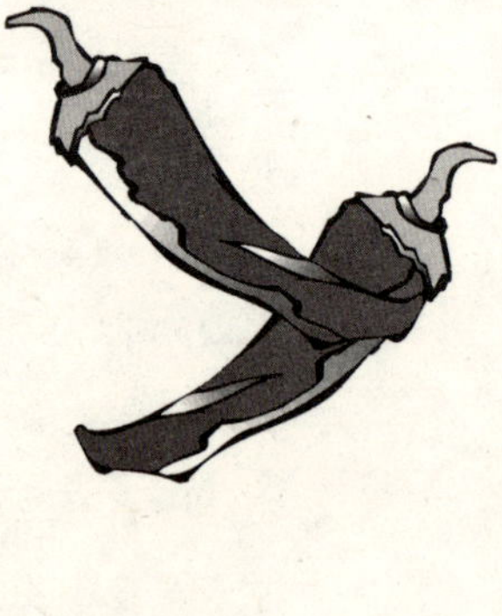

小辣椒产大热

世界上有100多种辣椒，形式多种多样，包括新鲜的、晒干的、和磨成辣椒面的，但是说到产热，他们并不相同。

当然决不能根据辣椒的大小或者颜色来判断它的产热量。一般来说，辣椒越小，产热量越高：小的、细的辣椒，尤其是红辣椒，所含的辣椒素比野生的大辣椒多很多。墨西哥胡椒是美国最流行食用的辣椒类食物了，绝大多数的人都把这种胖胖的、明亮的、红色或者深绿色的东西看作是一个刺激，它的产热能力可以和最辣的哈班若(habanero)辣椒的产热相媲美。

“这是我们所知道的产热最多的辣椒了。”《辣椒大全》的作者戴维说。用于衡量辣椒产热程度的标准叫做斯科维丽(Scoville)单位。墨西哥胡椒的斯科维丽(Scoville)单位平均是5000个单位，但是哈班若(habanero)却达到了500000个斯科维丽(Scoville)单位，相当于是墨西哥胡椒的100倍。

研究辣椒的内行人士指出，哈班若(habanero)的产热是短暂的，但是如果您的嘴里像着了火一样，这种火辣辣的感觉即使只有1-2分钟，也是非常难熬的，所以品尝这种辣椒真的需要极大的勇气。

吃红辣椒的技巧

当准备在食物中加红辣椒的时候，人们常常害怕会放的太多。下面是一些不能称为标准的标准，戴维建议拌凉菜的时候少放一些辣椒，如果想放干辣椒，必须要清楚干辣椒要比鲜辣椒要辣些。

《辣椒杂志》的饮食编辑南希建议：在调蛋黄酱或者是拌凉菜用的调味汁的时候，可以加一些碎辣椒进去，或者在做烧烤的时候加一些其它种类的辣椒。“但是要记住辣椒素是可以溶解在油中的。”她提醒道。辣椒在蛋黄酱或者是拌凉菜用的调味汁里面的时间越长，这些调料就越辣，所以放辣椒的时候要注意，尽量要少放些。

戴维建议自己做辣椒酱，“这样选多少种类的辣椒，做多少就全由自己来掌握，”戴维说，“有的人喜欢用绿辣椒，而有的人则喜欢用红辣椒，那就按照自己的喜好来做决定吧。”

南希推荐人们在吃自己喜欢的面包的时候，不妨加一些新鲜辣椒或者辣椒粉进去，她本人就常常在自己烤东西吃的时候，加一些新鲜的辣椒片和红辣椒粉，她说：“放辣椒进去会使食物变得更可口好吃。”

嘴也享受一下冲浪的感觉

就像如果不会游泳就千万别往池子里跳一样，如果不知道辣椒的厉害，那么做饭放辣椒的时候还是不要太冒失为好。

辣椒能够使嘴里像着了火一样的火辣辣，沾在皮肤上也很刺激。所以当做完辣椒以后，一定要用肥皂和水把手洗干净，否则千万不能用手碰眼睛和脸。如果手上有伤口，就最好在切辣椒的时候戴上手套。同样，也要想办法防止把辣椒刺激性的气味吸到鼻子里，南希说，“辣椒素能让您的眼睛和嘴唇非常难受。”

戴维提示，辣椒放进食物中容易、取出来难。“所以在放辣椒的时候，一定要小心，并不时地尝尝，”戴维警告说，“一旦放多了，整盘菜就辣得让人无法吃下去了。”

对于对辣椒还不了解的人，一定要按照最常规的方法来做，不要随心所欲地出花样，“先用舌尖舔一舔，别急着大口大口地往下咽。”戴维说。

即便是尽了最大的努力，吃了一口辣椒还是把您辣得每个毛孔都出了汗，这时候一定不要用水漱口，因为这样会把辣椒素带到其它原本没有沾上的地方去。戴维说，最好的办法是喝一杯牛奶或者吃一小汤匙的奶酪。牛奶中含有一种叫做酪蛋白的蛋白质，它可以将口腔中热辣辣火烧一般的感觉去掉。米饭、香蕉和面包也有类似的作用。

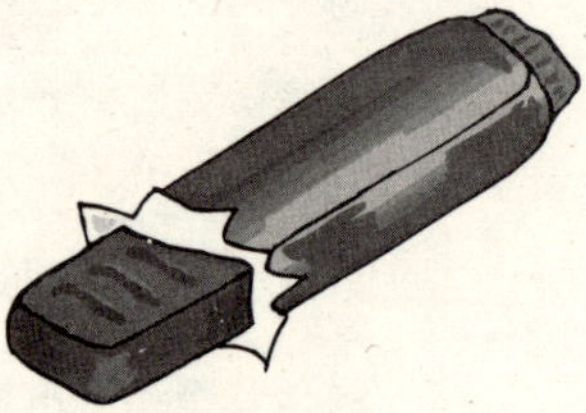

巧克力——新的健康食品？

一直以来，巧克力因为过多的热量、成瘾性，总是在引诱人们而备受责难，现在有新的发现看来让人们更加离不开它了。研究表明，巧克力不仅不会升高低密度脂蛋白的水平，而且能够升高高密度脂蛋白的水平。巧克力中发现了类黄酮物质，它作为抗氧化剂能够抑制动脉栓塞的形成，进而预防心梗的发生。

美国宾夕法尼亚州州立大学的研究者发现，适量摄入巧克力能够作为健康饮食的一部分，对人体的心脏有利。“1盎司的黑巧克力含有比草莓高10倍的抗氧化剂。”宾夕法尼亚州州立大学的教授帕尼博士说，“此外，我的试验还显示，每天1盎司巧克力能够增加高密度脂蛋白的水平和防止低密度脂蛋白的氧化，大家知道，低密度脂蛋白的氧化过程能够最终导致心脏病的发生。”

下面两点是教会人们如何在品尝巧克力美味的同时又能充分利用其优点。

要把巧克力当作是偶尔的、一种平衡饮食。新观点认为巧克力是对心脏健康有利，但是不是说可以一天三顿除了巧克力，其它都不吃了。要知道，巧克力中含有脂肪，吃得太多了会导致血脂水平的升高和体重增加。

最好选择黑巧克力，它用了较多的可可粉和较少的牛奶，特制巧克力含有更多的可可粉，所以即使不能保证一定获得高含量的抗氧化剂，也不会摄入多少饱和脂肪酸。

铬——益处无比的矿物质

最让人感兴趣的研究之一，就是关于高血脂与微量物质铬的关系，然而最初的时候，它的名字只是容易让人们想起汽车上闪闪发光的保险杠。

一些研究说明，铬能够调节机体利用糖和脂肪，进而促进高密度脂蛋白在机体内的储存。“人们在一般的饮食中尚不能完全满足机体对铬的需求，铬的摄入能够降低胆固醇和甘油三酯的水平”，位于美国马里兰州贝兹维尔的老年营养研究中心(USDA)的首席科学家、铬离子研究专家理查得博士说。

此外，铬能够增强人体的糖耐量，从而避免患上非胰岛素依赖性糖尿病。罹患糖尿病的人患心脏病的风险比正常要高很多。

糖尿病

患有糖尿病的人其罹患心脏病的风险大大增加了。美国马里兰州贝兹维尔的老年营养研究中心(USDA)的首席科学家、铬离子研究专家理查得博士指出，对于这些人来说，铬能够提高他们机体的糖耐量，这就是说，葡萄糖、蔗糖等物质能够有效地转运到血液里，吸收到细胞中提供机体生命代谢活动所需的能量。

绝大多数患有糖尿病的人的糖耐量不足，机体处于对血糖水平控制失衡的状态。这是因为体内一种叫做胰岛素的激素没有能够充分发挥出作用来。铬能够通过促进胰岛素的作用而改善病人对血糖的调节控制，稳定血糖水平。

在一项研究中，理查得博士对17名受试者提供含铬量极少的饮食，受试者中间有8名轻度的糖耐量异常。1个月后，理查得博士将受试者分为两组：每组都同时进低铬饮食的同时，第一组额外补充铬200毫克/天，第二组则给安慰剂药丸。5周以后，将两组的处理方法对调，第一组接受安慰剂而第二组给予铬。

铬的摄入并没有影响糖耐量正常的人的血糖水平，但是对于糖耐量异常的人，当受试者服用了铬之后，他们的血糖水平下降了50%。理查得博士确信这一结果能够说明，铬能够逆转糖耐量异常。

与胆固醇的关系

美国俄克拉荷马州州立大学研究者们，对21名大于60岁的人给予铬摄入150毫克/天，连续3个月。另外21名受试者只给予安慰剂。

血脂正常的铬摄入者，其血脂没有发生改变；高血脂的铬摄入者体内的总胆固醇下降了12%，低密度脂蛋白水平下降了14%。更为重要的是，高密度脂蛋白的水平没有下降。

俄克拉荷马州州立大学进行的第二项试验研究，观察24名55岁以上的受试者，摄入以下三种之一的微量元素：铬(210毫克)、铜和锌。2个月以后，摄入铬的受试者体内的总胆固醇下降了12点，即从217mg/dl下降到205mg/dl，当停止摄入铬以后，总胆固醇水平又缓缓上升了。铜和锌对胆固醇水平没有这一效应。

在耶路撒冷，76名心脏病人(其中的1/3同时患有2型糖尿病)每天摄入250毫克的铬或者安慰剂，连续7到16个月。铬摄入组的总胆固醇水平没有变化，但是高密度脂蛋白的水平却从21%升高到了25%。

印度中北部城市莫拉达巴德的医学研究中心的观察家，分析了104名糖尿病(2型)人不同饮食后的血脂变化。这些受试者分为两组：富含铬元素饮食组(129毫克/天)和一般饮食组(69毫克/天)。2个月以后，富含铬元素饮食组受试者们体内总胆固醇水平下降了10%，低密度脂蛋白水平下降了12%，同时高密度脂蛋白上升了7%。一般饮食组的受试者们体内的胆固醇水平并没有发生变化。

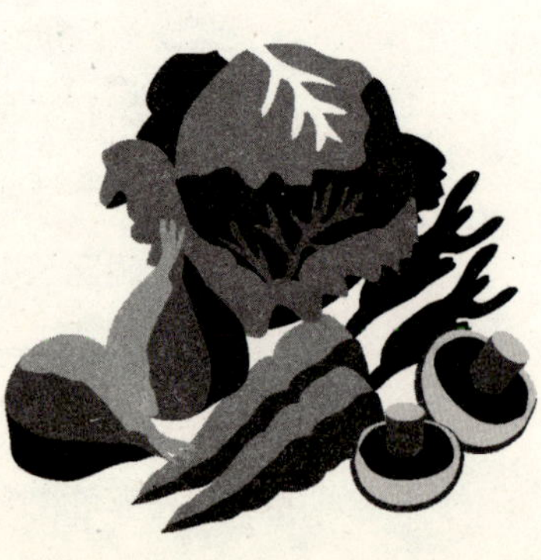

补充足量的铬元素

每天铬元素摄入的推荐量为120毫克。然而在美国，平均每个男性公民的摄入量只有33毫克，女性更少，只有25毫克。“我们收集了32个人连续7天的饮食资料，可惜在过去的一周里，没有一个人的铬摄入量能够达到50毫克 。”理查得博士这样说。

火鸡火腿，葡萄汁，椰菜，带皮的苹果，青豆和全麦食品都是铬元素的丰富来源。很明显，早餐饼也是如此。“早餐饼含有丰富的铬，”理查得博士说，“一份早餐饼就含有大约27毫克，这和一天里从其它各种食物中所获得的总和几乎一样多。”

但是也不能忽视其它的食物。理查得博士认为，尤其是当人们喜欢吃甜食的时候，吃过多的甜食会使体内的铬流失(主要是从尿液中排出)。按照理查得博士的理论，“吃过多的单糖类食品同时也会增加机体对铬的需求量，因为这些食物中所含的铬太少了，所以要特别注意每天的饮食结构以保证有足够的铬摄入。”

理查得博士还推荐，可以补充一些复合维生素和矿物质的药物，这些药物的含铬量一般在50—200毫克之间。“有一种药物每片含铬100毫克，”他说，“这样一个药片就能够有效地补充日常饮食中铬摄入的不足。”

理查得博士说：“对于糖尿病人，就需要摄入更多的铬，大约400毫克/天。”有人会产生疑问，这样大的剂量安全吗？理查得博士认为，这是绝对安全的，“我们已经对这个物质研究了10多年，从未发现一例不良作用发生。”当然，在药物补充铬的摄入量超过200毫克的时候，人们还是应该向医生详细咨询一下。

控制咖啡的用量——适度地享受有益处

不论是追求时尚风格或是设计新颖咖啡店的人，还是沉醉于传统咖啡壶中弥漫着浓郁迷人香味的爱喝咖啡的人，有一件事情是肯定的，那就是当谈到喝咖啡和高血脂疾病时，就会引发一场大讨论。

一些研究认为，咖啡能够导致血脂水平的升高，另一些则得出相反的结论。在美国，绝大多数的研究发现从不饮用咖啡的人群，其心脏病的患病率较高。事实上，著名的“佛莱明汉姆心脏研究”得出结论，每天喝5杯咖啡确实能够降低冠心病的发病风险，美国马萨诸塞州曼彻完斯特(Metro West) 医学部著名的佛莱明汉姆心血管研究中心主任、医学博士威廉姆·凯特说。

这一结论充分说明，饮用适量的咖啡不会导致心脏病的发病风险上升。此外，一些学者认为，喝1-2杯咖啡不会影响机体的胆固醇水平。(对于其它含有咖啡因的食物和饮品，如：巧克力或者可乐，对血脂的影响还没有太多深入的研究)

但是咖啡因同时可以通过其它途径来影响机体的生理状态。大量地饮用咖啡会导致骨质的疏松和心率加快。更进一步地说，尼古丁(烟碱)的作用，会导致咖啡饮用和血脂水平的变化关系。医学研究提示不饮用咖啡的人会比饮用适量咖啡的人吸更多的烟，而且大家都知道吸烟会导致冠心病的发生和发作。

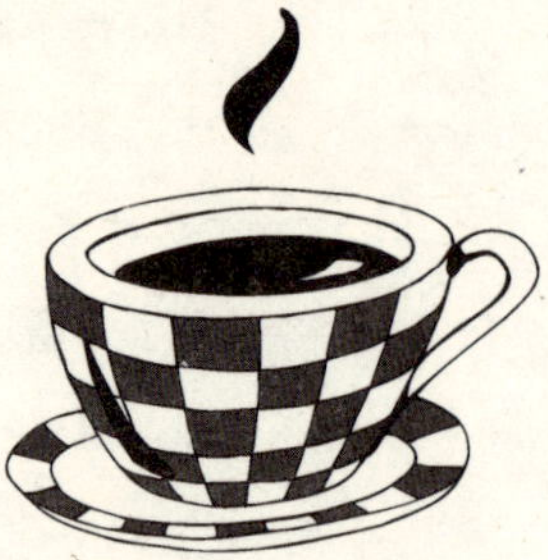

咖啡因和胆固醇的关系

有很多研究是关于咖啡、高血脂和心脏病之间的关系，然而结论尚不肯定。一些研究，在谈到咖啡和胆固醇的关系的时候，认为这主要取决于咖啡的制作工艺，按照卡斯特博士的观点，“煮咖啡就好像能够升高胆固醇以及诱发心脏病似的，”但是卡斯特博士说，“过滤过的咖啡就不会导致高血脂和心脏病的发生。”

波士顿大学的研究者，对858名首次心脏病发作而住院的妇女、包括常年饮用咖啡已成生活饮食习惯的妇女与健康妇女做了比较分析。研究后发现，相对于不饮用咖啡的妇女来讲，每天喝5-6杯咖啡的女性，有40%的风险发生心脏病，每天喝7-9杯咖啡的女性，其发生心脏病的风险就上升到了70%；然而饮用咖啡量少于5杯/天的女性，其心脏病发病风险和不饮用咖啡的女性没有分别。

美国加利福尼亚州奥克兰市皇家(Kaiser Permanente)医学中心的研究者，对比研究了饮用咖啡或茶叶两组人群的死亡率(包括死于冠心病)，研究对象多达129000名左右。这一研究进行了8年，得出的结论是咖啡和茶叶都没有被发现会增加人群的死亡率，然而每天饮用4-5杯咖啡会轻度增加死于心脏病的危险。

美国马里兰州巴尔的摩市约翰-霍普金斯(Johns Hopkins)大学医学院的研究者们，向100名健康男性分别提供四种含量不同的、经过过滤的咖啡：12盎司普通咖啡、24盎司普通咖啡、24盎司去掉咖啡因的咖啡、不给咖啡。8周以后，饮用24盎司普通咖啡的受试者人群的总胆固醇水平轻度升高，低密度脂蛋白和高密度脂蛋白水平轻微升高。研究者得出结论，认为低密度脂蛋白和高密度脂蛋白水平的轻微升高不会影响心脏病的发病风险。卡斯特博士解释说，这是因为轻度的高密度脂蛋白升高完全能够保护心脏和血管免于遭受低密度脂蛋白水平升高所带来的危险。

在以色列，研究者通过对5369名受试者的对比研究，分析了饮用咖啡或者茶叶对血脂水平的影响。结论认为：每天饮用超过5杯咖啡的受试者人群的总胆固醇水平较高，比从不饮用咖啡的人群高18mg/dl。研究者还提示，在他们的试验中喝咖啡最多的人群，同时也具有一些不良的生活习惯，特别是吸烟。“可以想象，吸烟者体内的高胆固醇水平将喝咖啡的效应混淆了。”

美国圣路易斯医院营养学家、美国营养学会发言人康尼博士指出，一些喜好喝咖啡的人有可能还有其它的生活方式，那些生活方式导致了他们体内胆固醇水平的升高。比如说，“咖啡因对一般人来说具有引起食欲的作用，食欲增加会导致一些能够引起胆固醇升高的食物的摄入量增加。所以很难把咖啡因对胆固醇的效应单独抛开来看，也很难说到底是咖啡因还是其它的东西引起胆固醇水平的升高。”康尼博士说。

美国马萨诸塞州罗尼尔大学、心血管病研究中心主任尼可罗斯博士指出，绝大多数的人不是特别在意他们的咖啡因摄入量，“在我看来，避免咖啡因摄入并不是众多生活方式里面，最需要特别关注的几种之一，”当谈到咖啡因可能导致血脂水平升高时，尼可罗斯博士说，“这种说法还缺乏充分的证据。”

康尼博士也是这样认为的，“如果您喜欢适量的饮用咖啡，并且这样并没有影响您的身体健康，比如说出现心跳加快等等，那么就可以继续喝下去，”他说，“但是也要记住一点，就是咖啡本身没有任何的营养价值，所以别指望在饭后喝咖啡就能够像其它饮料(比如果汁或者脱脂牛奶)一样补充营养。”

同时也要注意添加了其它物质的特殊咖啡，包括在当地咖啡屋里提供的。加拿大多伦多的一位营养学顾问凯瑟曼说，“很多咖啡里面含有大量的高脂肪牛奶和糖，这样会在不知不觉中摄入太多的热量。”

凯瑟曼说：“大部分的人认为，一杯热牛奶咖啡里有6盎司的咖啡和2盎司均匀的牛奶，但是，一杯常规的热牛奶咖啡实际含有2盎司浓咖啡，加一杯牛奶后，一大杯热牛奶咖啡里会含有12盎司的牛奶。如果整杯咖啡都喝掉，您可能摄入200卡热量和

12盎司牛奶中的8克脂肪，您相当于吃了这么多热量的脂肪和甜点。”

过量饮用咖啡的危害

咖啡消费量和升高的血液胆固醇之间有一定关联。专家说，几乎不可置疑的是，咖啡能影响您的神经和您的骨头。

“我认为咖啡是一种能够改变人情绪的药品，它应当和尼古丁、酒精归入同一类别里，”尼克索博士说，“当一些人晚饭后喝了咖啡，就会变得异常兴奋。”这些人就应当考虑限制咖啡的消费量。

咖啡也能推进骨质疏松病程的发展，在晚年会影响这些瘦骨病人的生活，这是罗斯菲博士说的，他是《大夫，我应当吃什么？》的作者。“咖啡能够在机体中溶掉骨头，进而影响到泌尿系统的分泌功能。”罗斯菲博士解释道，“有一些研究表明喝一杯牛奶能够弥补由于喝咖啡带来的损害，所以要确保您可以从牛奶或别的来源处获取钙。”

一些专家建议，减少或完全戒掉咖啡，可以使人进入两种健康状况：心脏疾病减少和怀孕。根据一些研究结果，他们建议那些有心脏疾病高危险度的患者要少喝咖啡，一天要少于4杯。如果不能确定咖啡是否损害发育中的胎儿，谨慎的母亲最好选择在怀孕期间避免喝咖啡。这是加利福尼亚营养学家伊夫林·斯伯尔博士建议的，她同时也是《健康家庭风味烹饪》的作者。

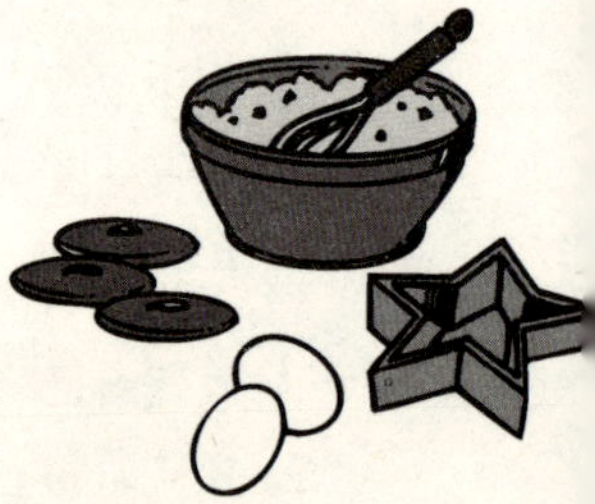

烹调方法——用蒸锅取代煎锅

从煎锅到蒸笼

在吃过煎烤的鸡肉以后，生命是否还存在？答案是完全肯定的。但越来越多关注健康的人们已经明白，要吃有益于您心脏的食物就意味着不仅要改变您吃什么，而且要改变您的烹饪方法。

下面是一些厨房烹饪的技术，可以帮助您平衡调理传统饭菜中的脂肪；还有另外的技术是用有益于健康的方法来代替旧的传统的烹饪方法。从中您也可以了解到如何把低脂的食物原料引入到您所喜欢的饭菜中，并且还能满足您的口味。

当您试着用新的方法来烹饪您所喜欢的传统饭菜时，您也许把自己想象为一位厨房的探索家，在驶过了具有高脂肪和高胆固醇的丛林危险地带后，发现了一个使心脏轻快的食物新世界。“这种挑战的目的，就是要从您的饮食中去掉脂肪，但同时仍然使您喜欢这种食物。”西雅图弗吉尼亚洲共济委员会医疗中心健康部的经理、饮食学家玛利琳 · 高斯里博士说。一旦您遭遇到这种挑战，您就可以得到一个免费的奖赏：很满意地知道了您正在保护着您的心脏和您所关心的其它一些器官，所以改变烹饪方法吧！

减少家庭式惯用做法的饭菜

我们询问了几位知名度高的饮食学家和一些烹饪教材的作者，来征求他们的建议：如何用高脂肪、高热量的“严禁”食品，来烹饪出有益于健康的饭菜。下面是一些他们喜欢的烹饪方法。

红番椒和羹汤

红番椒 如果您选择将牛肉和火鸡腿添加到红番椒里，“在把它们放到锅里一起炖之前，一定要反复搅拌煎炒以去除脂肪，”美国心脏协会营养学委员会成员、纽约市哥伦比亚长老派医疗中心、欧文临床研究中心营养学指导家瓦黑达卡摩尔说。他认为，一个最好的方法就是：用豆类代替部分或全部的牛肉，因为豆类不含脂肪，但含有可以降解胆固醇的纤维。

低胆固醇烹饪法

这些是低胆固醇烹饪的基本做法。

烹饪前调理肉上所有可见的脂肪，并且在您吃家禽肉时，应当去除它们外面的皮肤层。这是《100%娱乐：面向爱吃的人们的低脂烹饪教材》的著者南茜巴哥特所建议的。

西雅图弗吉尼亚洲共济委员会、医疗中心健康部、饮食学家玛利琳 · 高斯里博士建议，要烤、焙、炖、烧、煮及蒸食物。

在烘烤过的食物中要用脱脂牛奶而不用纯牛奶，巴哥特建议道："在食物未熟之前一定不会注意到这种差别。"

巴哥特说，当搅拌煎炒食物时，要用不粘锅的炊具，或者在食谱中加一茶匙油，而不是用一汤匙油，再加几汤匙鸡肉或牛肉清汤即可。

蛤肉羹汤 用浓度为1%的牛奶替代纯牛奶，用无脂的、经蒸发的牛奶替代奶油，《健康式家庭烹饪法》著者、加利弗尼亚市贝佛利的营养学家伊夫林·斯伯尔建议，"当您通常要在汤中加一些咸肉作为食谱秘方时，请使用少许液制的替代烟熏的"。

蒸食和面食

牛肉奶油汤 用蘑菇汤来代替灌制奶油，这是家庭式喜欢的风味菜中的传统原料，"将少许洋葱蘑菇汤、一杯无脂经蒸发过的牛奶和一些玉蜀黍淀粉搅拌起来，"斯伯尔建议，"如果特别想吃，可以在水中加一些酱汁 ，再加牛肉、面条和一些无脂的酸奶。"

意大利卤汁面条 "用蔬菜来代替油脂大的肉类，如火腿肠来浇面条"，《素食》的著者茱丽亚德拉可罗齐建议，"在煮或炖好西葫芦和茄子后，再加一些蔬菜到面条中。为将面条进一步去脂，加一些减脂的干酪和少许意大利面条卤酱即可。"

意大利面条和炸肉丸 用切开的新鲜的土豆、薄荷、大蒜和有芳香味醋的混杂搅拌，来代替用肉和火腿混合的酱汁。《迪恩奥瑞士博士剖析心脏疾病》一书的作者、加利弗尼亚预防医学研究机构的主席迪恩奥瑞士博士这样建议说。对于肉丸，"试一试改加一些碾碎的大豆和汉堡包，它们的味道就像肉一样，或食用一种市场上卖的蔬菜汉堡包。"

金枪鱼面条蒸法 旧式烹饪法蒸金枪鱼面条，经常是用油包裹金枪鱼、牛奶、高脂肪的奶酪和蘑菇汤一块蒸的，而现在取而代之的是《健康的起源》的著者乔安娜拉德所建议的用水包裹金枪鱼，一杯去脂奶酪和一罐符合坎贝尔要求的奶油蘑菇汤蒸制而成。

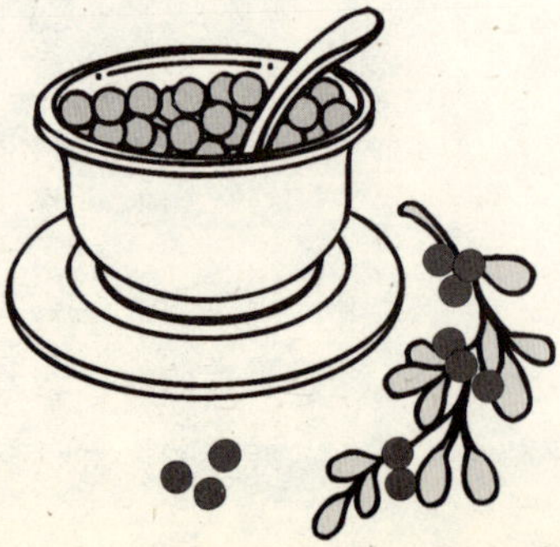

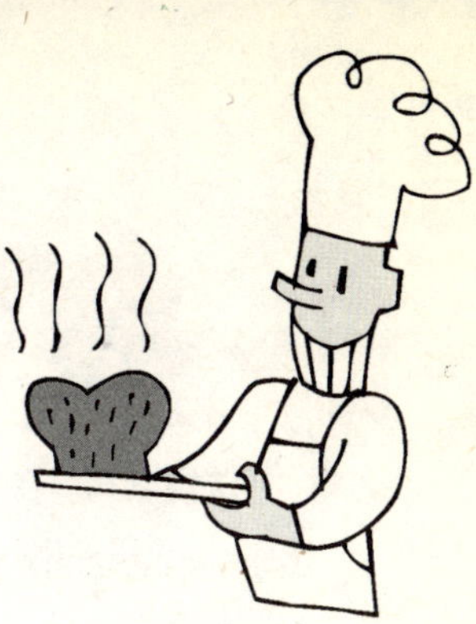

一些主菜

肉面包 用鸡蛋白代替整个鸡蛋，再加一块非常瘦的磨碎的牛肉，这是《有益于健康的嗜好》的作者费舍尔说的。实际上，他还建议用包装好的大豆混合物(在绿色食物中经常可见到)来取代一半的牛肉。为了保证肉制面包的湿润，要加一些切开的洋葱、芹菜、胡萝卜、蘑菇、绿辣椒或鸡蛋白。费舍尔还建议用有孔的平底锅烤面包，并且要把锅悬在支架上，这样就可以将脂肪流掉。

意大利比萨饼 拉德建议用去脂的意大利干酪，去除热能的蕃茄酱和无肉的调味酱，比如瘦的、磨碎的火鸡腿和新鲜的蔬菜来做意大利比萨饼。“我用1/4杯的奶酪和大约8盎司的磨碎的肉做一个比萨饼，”她说：“您就不会再想念那些高脂肪的火腿肠和奶酪了。”

馅饼 试着制作拉德的无硬皮的奶酪、胡萝卜馅饼。她用无脂的奶粉来代替整个牛奶，用蛋类替代物来代替鸡蛋，用3盎司的去脂混杂物来代替全脂干酪。

酱牛肉 拉德建议，用90%的瘦碎牛肉或碎火鸡腿来代替正规的碎牛肉，为了达到有瘦肉的香味，再将1/2杯的大块沙拉和1杯蕃茄酱混和起来。再加一汤匙的棕色糖的替代物，这样的肉就有西南部烤肉的味道了。

酱汁和馅

酱汁 把脱脂奶酪、脱脂牛奶和无脂干酪混合到食物盛放器中，4分钟后加热，这是费舍尔建议的，如果特别渴望它的香味，再加1/4杯的瘦火腿和一杯豌豆。

简便快速做肉酱汁 做味美的肉酱汁用于浇鸡肉或冷冻的鸡块，苏契布曼建议，他是加利福尼亚健康恢复中心的行政长官，“当您准备好肉酱汁后，融化一块冰，加点红酒，再加些新鲜的药草，比如香叶，这种肉酱汁就有了无脂的、传统的、肉汁的香味了。”

馅 这是斯伯尔建议的，暑假里最喜欢吃的无脂食物。将烤箱加热到350度，将切开的洋葱、芹菜和蘑菇用一种不粘锅的油裹起来。在两夸脱的蒸锅里放上未加调料的玉米面包，再放些蔬菜和去脂的鸡肉饧，炖30–40分钟即可。

各种购置的食品

法国吐司 在鸡蛋替代品中浸泡您的面包，而不是在整个鸡蛋中。费舍尔建议，并且在不粘底的平底锅中煎，浇上不粘锅的油，而不用黄油。您就可以享受到带有少量枫树糖浆的法国吐司风味了。费舍耳说：“不要在上面涂太多的黄油。”

土豆沙拉 用蛋白代替整个鸡蛋，用去脂或无脂的替代品代替脂肪多的蛋黄，这是费舍尔建议的。她还说：“这种无脂的蛋黄酱今天仍然很流行，为了宣传这种沙拉的风味，试着再加一些切开的西班牙洋葱、芹菜和盐制的泡菜。”

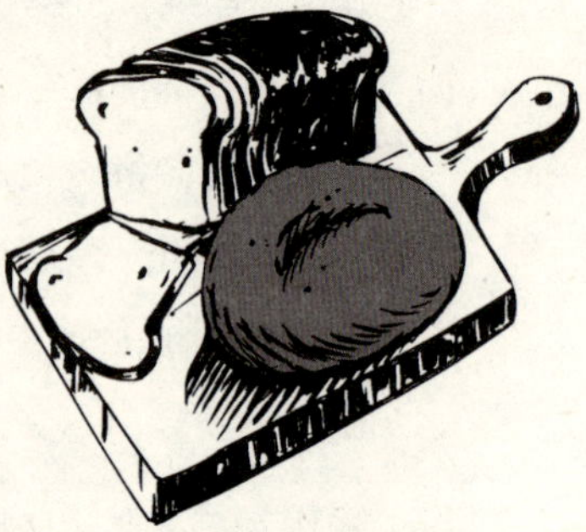

此外还有鸡肉，鸡蛋，脱脂牛奶，鱼，瘦肉，人造奶油，地中海式菜谱和蔬菜都可用来做出美味健康的食品。

用低脂成分来代替高脂成分

想使您下一顿饭菜内含有的胆固醇降解掉吗？去掉脂肪，去掉胆固醇，用一些可以使心脏轻快的食物原料吧。

当您需要：	请使用：
黄油、猪油、松饼油	不粘锅的油、橄榄油
奶油	无脂的被蒸发过的牛奶、去脂牛奶、1%的牛奶
油或植物奶油	苹果酱(用于松饼或面包)
酸奶酪	无脂或低脂乳酸酪，1%的奶酪加柠檬汁
搅拌好的奶油	搅拌好的无脂的被蒸发过的牛奶
整个鸡蛋	鸡蛋替代品、蛋白
全脂牛奶	无脂蒸发的牛奶，脱脂牛奶，1%的牛奶，重新做的无脂干牛奶

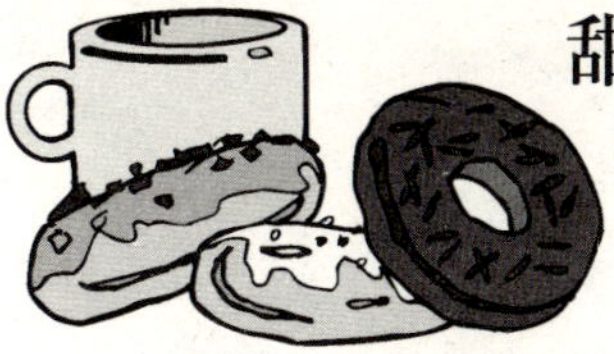

甜食——有保障的甜美感觉

保证有令人满意的甜度

如果您很关注您的胆固醇水平，但似乎您的味觉还没有甜得让您满意，不要灰心和失望：您可以买来蛋糕放心地吃，同时还可以使您的胆固醇保持在健康水品。

低脂肪、低热量的甜点，如新鲜的水果和无糖果冻很难满足想吃甜食的渴望，如果您总渴望着吃巧克力，那您可以把您最喜欢的、在家烤制的甜点上的脂肪平衡条理一下，或者去任何一家超市，可以买一些减脂饼干、无胆固醇的烤制食品和一些无脂酸奶。

但是请注意：一些无脂肪、无胆固醇的甜点也含有热量。而且沉溺于这些食物中会加重负荷，绝对不会使心脏轻快。所以您有必要认清“无胆固醇”说明的欺骗，这样的欺骗经常使产品标签得到美化。另一方面，专家说：“使自己沉溺于圣代冰激凌，绝对不可能是一种低脂饮食。”

生活小传记

甜点指的是什么？试试下面这些令人愉悦的建议吧。

● 您不会选上比新鲜水果更健康的甜点了。例如可以用异国水果，如新鲜的菠萝、芒果和蓝梅做一盘芳香的水果沙拉。

● 佛罗里达州帕么帕海岸斯巴市皇家大西洋健康部的健康指导者，同时也是素食营养《单纯与简单》的作者麦克卡巴博士说：“把一只剥了皮的香蕉装到塑料袋中放入冰箱，当香蕉被冻后，把香蕉切成薄薄的片，然后配着剥好皮的坚果，当然也可以试试无籽的葡萄。”

● 把无糖的果冻和切成片的新鲜水果，或一些低脂的呈泡沫状的调味品，搅拌在一起。或者用1%的低脂牛奶做无糖巧克力或香草布丁。

● 如果您渴望吃饼干，那就去超市试试那些减脂的或无脂的各式各样的饼干吧。但是请注意：低脂肪的饼干不一定是低热量的。减脂后的点心从它的脂肪部分可得到

33%的热量，而普通的点心从它的脂肪部分却可得到39%的热量。同时也要注意无胆固醇的饼干、蛋糕和油酥点心，这些食物主要是用棕榈油和椰子果油制作的，这两种油都含有可以渗透过动脉管壁引起阻塞的脂类，或者是部分含氢的植物油，这种植物油有可以使胆固醇转化为脂肪酸的成分。

● 奶油冰激凌怎么样？可以选择一杯含有4克脂肪的清凉饮料或者一杯无脂饮料（与高级冰激凌比较，含有24克脂肪）。“冰牛奶和低脂的或无脂的冷冻酸奶是类似食物的最好替代物，”莉萨劳瑞博士推荐说，她是纽约曼哈顿市北海岸大学医院的营养学顾问。许多人们也很喜欢无糖的饮料和水果。

● 用无胆固醇的蛋白制作的蛋糕是一种口味芬芳的低脂甜点。“在蛋糕上可以加一些切片的草莓，”吉姆爱德逊博士建议，他是肯塔基州医学院临床医学教授，同时也是《爱德逊博士高纤维健康计划》的作者。他还说，或者再可以加几汤匙搅拌均匀的调味酱，这相当于2克的脂肪。

● 想吃草莓松脆饼，那么就“用植物油而不是用黄油，用一半饼而不是用整一个饼，”苏珊博德建议，她是《有蛋糕就吃吧，以前您想吃而不敢吃的200种低脂蛋糕、馅饼、布丁和其它甜点》的作者。并且试着用无脂的香草冷冻酸奶来代替搅拌过的奶油。

● 想吃一片馅饼吗？它是很好吃的，但含有脂肪。“用生面团先做一个无脂的馅饼皮，”玛利琳塞建议道，他是费城宾夕法尼亚医院、富兰克林健康中心的营养顾问，他还说，“在您最后享用它之前，在上面点缀一些草莓，它的味道好极了。”

● 博德说，用低脂的奶油乳酪来代替您喜欢吃的奶酪蛋糕食谱中的各种常规原料，或者用无脂的单层奶酪。因为它具有奶油口感，所以这种奶酪蛋糕的味道棒极了。把这种奶油用过滤器过滤，在容器中边煮边搅拌直到具有酸奶油的浓度即可。

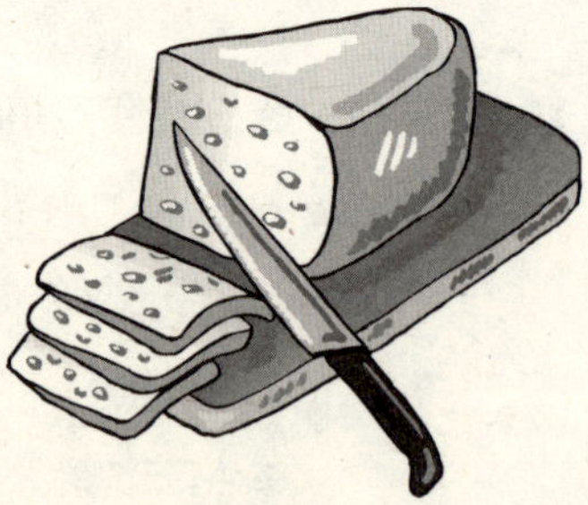

博德还建议，要减少您所用的鸡蛋的数量，如果您的食谱中需要用三个整鸡蛋，她建议“试着用一个整鸡蛋再加两个蛋白来代替”。

● 下次您做黑仁巧克力时，用不含甜分的可可代替标准的半甜的巧克力，用一杯纯的李子汁代替黄油。博德建议，“李子汁保持了巧克力的湿润，整个脂肪部分大

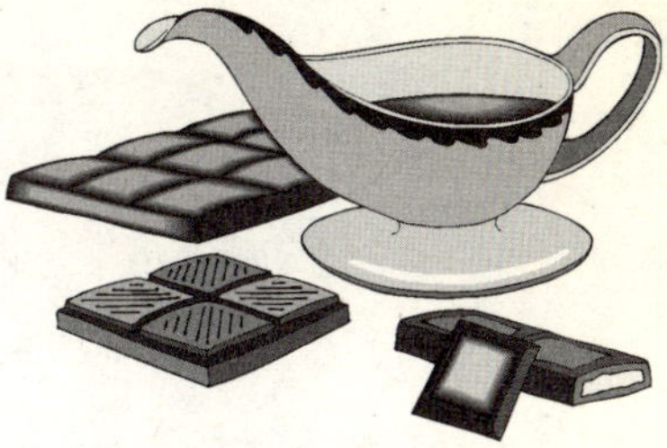

约是普通黑仁巧克力中脂肪的五分之一。”并且，做黄油时要用不沾锅的厨具。

● 您可以用可可做无甜分或半甜的巧克力来减少吃巧克力蛋糕，食用越来越少量的蛋黄，减低脂肪的量，博德说，“如果食谱要求用一杯黄油或使糕点松脆的油，那就用三分之二杯。”她还说，为了进一步减少脂肪含量，用无脂或低脂的酸奶代替少部分黄油和使糕点松脆的油。

● 家庭内烤制的食物也要减脂。“比如，当您烤蛋糕时，用两个鸡蛋白来代替一个完整的鸡蛋，”劳瑞建议道，“如果您的食谱中需要用三分之一杯的油，那就用三分之一杯的苹果汁代替吧。”莉萨劳瑞提醒，这些替代物都必须搅拌均匀。

● 为了使黑仁巧克力中的脂肪得到平衡，需要用鸡蛋和油，珍妮特莱比克博士说：“用鸡蛋代替物代替整个鸡蛋，用无脂的酸奶代替油，”她是加利福尼亚莫尼卡的饮食家，也是美国饮食学会的发言人。“这样的黑仁巧克力就像原样一样松软香甜。”

使心脏健康的生活习惯

正餐后减低胆固醇。如果您吃完正餐后还想来点什么，您很幸运，到餐吧吃点零食，不仅可以降低胆固醇，同时还会使您惊叹味道真不错。

研究表明，一天食用三个BAR可以降低10%的血液胆固醇和14%的低密度脂蛋白。可以降解胆固醇的成分是植物固醇类，它可以阻止机体吸收胆固醇。餐吧中有巧克力、草莓和花生米。

在您开始享用前，还有一些事项需要考虑。

要和饭菜一起吃，而不是在之前先吃。这是因为要阻止的胆固醇必须与植物类固醇在胃肠道内接触才可以降低。

可以代替甜点，不必再加甜点。这样，就可以从主食中降低胆固醇。

限制到一天只吃三个。每个BAR有130−140卡的热量，所以过度沉溺于中，可以增加负荷，不会使心脏健康。

因为它不能阻止心脏健康的天敌——饱和脂肪的吸收，所以您就不能随心所欲地吃奶酪、排骨和黄油。为了从心脏健康的生活习惯中收益，请坚持减少食用饱和脂肪。

尽管它有可以降解胆固醇的功能，但它没有被归为药品。它是一种含饮食成分的食物，这种饮食成分就是植物固醇酯，它被证明可以减低胆固醇的水平。(尽管您在吃着减低胆固醇的药物，您也可以把它作为可以调节胆固醇的饮食，但是，当您要准备改变主要饮食时，最好还是去咨询一下您的大夫。)

当有很大的食物诱惑时

当您想吃一个高级冰激凌时，用芳香的苹果馅饼或者无脂的冷冻酸奶来代替，您绝对没有被欺骗的感觉。另一方面，塞瑞纳说，“您也不会再度沉迷于想吃圣代冰激凌了，因为只要您不再很有规律地吃它了，它就不再是一个大餐了。”

“如果您很渴望吃苹果馅饼，”塞巴贝克博士说，他是迈阿密医学院的营养指导家。他建议，您可以吃比往常量少的一片馅饼，或者在吃完馅饼已经摄入了脂肪热量后，那就在今天剩余的时间内要控制脂肪的吸收。但是，您不要想成这是被剥夺了吃的权利。任何食物都有可能符合低脂饮食，关键是您食用的频率、您食用的数量及您还再食用别的什么食物，这些会很重要。”

鸡蛋——并非对每个人构成麻烦

没有忘记您最后一次吃三个煎鸡蛋的情形吧？不是只有您一个人。现在许多人已经减少吃鸡蛋了，甚至完全放弃吃鸡蛋，这是作为他们减低胆固醇所做的努力。

我们在许多食物中都用到鸡蛋，一些是明显的，如煎鸡蛋，一些是不明显的。许多包装好的食物和瓶装的酱和调味料都含有鸡蛋，当然，鸡蛋也经常用于食谱中，比如做蛋糕、糕饼、等面食品和肉面包中。

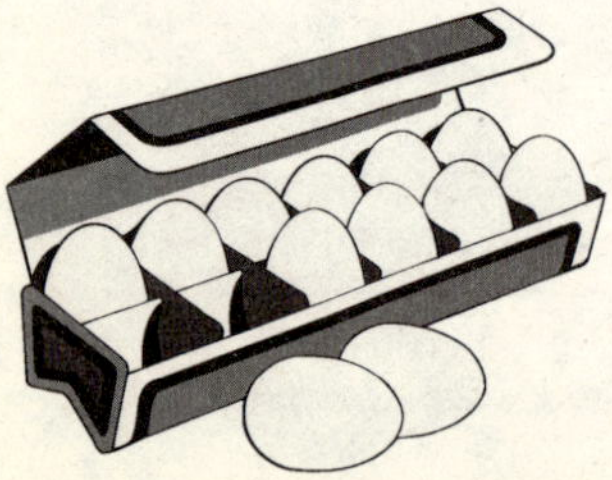

但是您也没必要完全拒绝吃鸡蛋。您可能已经用蛋白和市场上鸡蛋代替品(现在已经比以前的味道好多了)做了许多美味丰盛的饭菜。您甚至已经很节制地食用完整鸡蛋，所以，不管您怎么烹饪，您都能品尝到鸡蛋的芬香，这对您的冠状动脉有益处。

鸡蛋不是完全没有益处

鸡蛋绝对有它的益处。一个鸡蛋内含有维生素E和维生素B12、叶酸盐、核黄素、磷、铁和至少2克的饱和脂肪。它还含有一部分蛋白质。“鸡蛋是我们能吃到的最优质量、最便宜的蛋白质。”瓦德郝尔博士说，他是亚利桑那州大学营养科学家的教授助理。

那我们为什么不能像我们所希望的那样忠爱于鸡蛋呢？因为“鸡蛋里绝大部分的蛋白质在蛋白里，所有的胆固醇在蛋黄里。”迪奥尼斯解释道，他是加利福尼亚预防医学研究的主席和领事，同时也是《迪奥尼斯博士预防心脏疾病的计划》的作者。平均每一个蛋黄里含有213毫克的胆固醇，比美国心脏协会建议的每天最大摄入胆固醇量为300毫克的三分之二还多。

美国心脏协会认为，成年人每周可以吃四个完整的鸡蛋，但建议那些胆固醇水平高的人们要限制自己每周只吃一个鸡蛋。“因为鸡蛋，特别是蛋黄，是食物胆固醇的主要来源，您不应当摄人太多。”这是芝加哥的饮食学家艾利卡博士说的，他是美国饮食协会的发言人。

在一项研究中，25个人被要求每周吃12个鸡蛋，连续吃6周。发现其中23位参与者的胆固醇水平保持与以前一样，剩余2位参与者的低密度脂蛋白水平提升25%。这在心脏负荷危险评估中，危险率增高50%。

“反应者”这一单词指的是那些低密度脂蛋白升高的被研究者。一般情况下，没有任何办法知道您是否是这样的反应者，所以研究者，林肯郡内布拉斯加州大学的营养学家南希莱威博士建议道，您应当一个月后，或者是在您的饮食中加食鸡蛋后再去检查您的胆固醇水平。如果数字有所升高，您应当改成吃鸡蛋代替物。（根据哈佛大学研究表明，如果您有糖尿病，您应当完全避免吃鸡蛋。）

很明显，吃鸡蛋并不一定使每个人的胆固醇水平都升高。在有些个例中，吃鸡蛋的人们的胆固醇水平却要低于那些不吃鸡蛋的人的胆固醇水平。疾病控制与预防中心开展的国家健康与营养调查研究数据表明，调整了性别、年龄、文化背景的差异，只考虑生活方式的不同(吸烟和身体活力)，每周吃4个或更多鸡蛋的人的血液胆固醇浓度要明显低于那些每周只吃1个或更少鸡蛋的人的胆固醇水平。这一报道表明，鸡蛋可以提供重要的营养成分，频繁地吃鸡蛋与血液胆固醇水平不成正比。

不要只对吃鸡蛋感到苦恼，而忽视了别的饮食。减少摄入饮食中的胆固醇就可以帮助降低血液胆固醇。“减少吸收饱和脂肪就更有助于降低血液胆固醇。”豪威尔博士说。

喜欢吃自己烤制的食物吗？放弃蛋黄吧

如果您正在减少吃鸡蛋，那您没必要放弃烤制或吃最喜欢的蛋糕、饼干和松脆饼。下面是如何烤制无蛋黄的糕点。

用蛋白来烤制：

不用蛋黄也不会严重影响烤制食物的味道和质量，这是加利福尼亚营养学家伊夫林·斯伯尔博士说的，他同时也是《健康家庭风味烹饪》的作者。他建议用两个搅好的蛋白来代替一个完整的鸡蛋，他说“您不大可能注意到这种差别的。”

如果您烤制时，需要用3-4个完整鸡蛋，而用许多蛋白来替代鸡蛋会有太多的液体，这种情况下，您就可以用一个鸡蛋替代物来烤制食物。

一些专家建议用四分之一杯的鸡蛋替代物来顶替一个完整的鸡蛋，但是您可以根据自己的口味来决定用多用少。

不要蛋黄

如同上面提到的，仅蛋黄里含有饮食胆固醇，这就意味着您可以随心所欲地吃许多蛋白。您说，这听起来不是一项很好的主意吗？来点独创的吧。下面一些方法您可以试试。

● 您可以用整个鸡蛋做一顿可口的早饭，这是可行的。“您不必抛弃您的爱好，”这是加利福尼亚营养学家伊夫林·斯伯尔博士说的，“试着用蛋白和脱脂牛奶做一做法国吐司，或者做一个蛋白煎蛋，上面放上些辣椒、蘑菇和洋葱。用切开的红番椒也行。”但是不要把所有的蔬菜都沾上黄油。用不粘锅的厨具做。

● 做无胆固醇的农庄菜，这是马文摩西建议的，他是耶鲁大学医学部的临床教授，也是《逐步拥有健康的心脏》的作者。简单地把搅开的蛋白灌入炸玉米饼或玉米薄饼中，然后在鸡蛋上加上有特色风味的沙拉。

● 从煮得很老的鸡蛋上把蛋白切下来加到金枪鱼沙拉中，用减脂或无脂的橄榄油做沙拉，将可以在很大程度上减少饮食胆固醇的吸收。

试试这些风味替代品

想吃一盘子蒸鸡蛋吗？您可以选择鸡蛋替代品。这些产品首先含有蛋白，还有别的成分，包括脱脂牛奶、食色、植物油和维生素，与真鸡蛋有相似的味道和本质，且提高了营养价值。绝大多数替代品不含有胆固醇，仅有1-4克的脂肪。

当您想用蛋白或者是整个鸡蛋时，用鸡蛋替代品吧。比如，您可以往蛋白里加些切开的洋葱、蘑菇和辣椒，还有减脂或无脂的奶酪后，就可以做一个美味色香的煎蛋。或者您也可以把这种替代品和美味的面包屑搅和起来，或是沾上面包渣炸鸡肉(没有皮)搅拌起来。

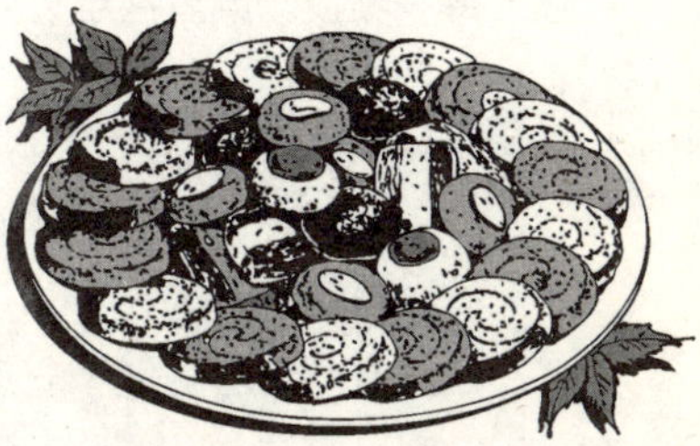

如果您在以前试用过鸡蛋替代品，但没怎么重视它，您可以再试试其它的。斯伯尔说，“现在越来越新的替代品口味和真鸡蛋一样，并且您可以多试一些品牌，很可能您就会找到一个您喜欢的品牌。”

斯伯尔说，“用鸡蛋替代品代替蛋黄有一个优点，那就是它是黄颜色的，看起来更像真鸡蛋。如果您喜欢搅匀的鸡蛋，并且要在视觉上吸引人，那就使用鸡蛋替代品吧。”现在已有越来越多的饭店供应用鸡蛋替代品做的煎蛋。

三种途径让您可以吃鸡蛋

有些时候只有真鸡蛋才行。如果您的胆固醇水平高，大部分的医生同意您坚持美国健康协会的指导方案：每周限制吃一个鸡蛋。在这种指导方案里，鸡蛋替代品和蛋白都不适合您，很可能吃一个完整的鸡蛋是整个低脂低胆固醇饮食的一部分。那就试试下面的建议吧。

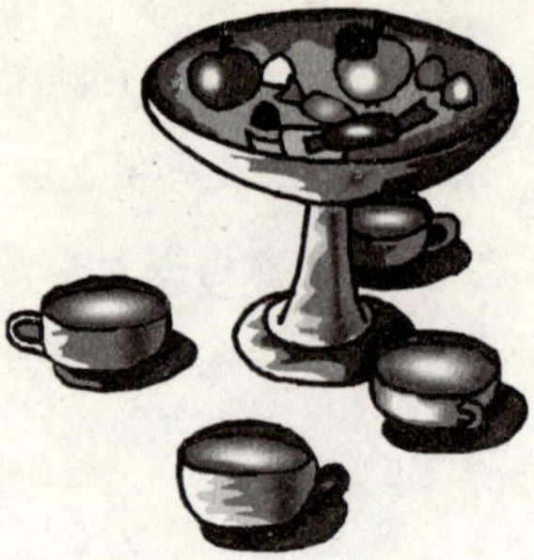

● “买小的或中等大小的鸡蛋，它们含有的胆固醇要比大鸡蛋略少些。”吉姆爱德逊博士建议，他是肯塔基州医学院临床医学教授，同时也是《爱德逊博士高纤维健康计划》的作者。

● 不要用烧烤的油脂或黄油来煎鸡蛋，因为它们都含有饱和脂肪。要在不粘底的平底锅中做，要用不粘锅的厨具。吃吃煮得很老的鸡蛋或鸡蛋浆，豪威尔建议。

● 如同上面提到的，美国健康协会所建议的鸡蛋是每日饮食胆固醇的来源。“所以，如果您星期日吃了一个鸡蛋，那么最好星期一就过一天没有鸡蛋或低胆固醇的日子。”塞巴贝克博士说，他是迈阿密医学院中心的营养指导家。“关心您自己不要只局限于每一顿饭，或者甚至只要求有口味，而要从整个饮食结构考虑。”

心脏健康的生活习惯

富含ω-3的鸡蛋：

有利于心脏健康的煎蛋。

您可能从来没想到鸡蛋大有益处而被提及的那一天的到来。看起来这是很不可能的事，然而，这一天终究到来了。

科学家已经知道ω-3脂肪酸有段时间了，发现它存在于鱼中，对心脏有利。但现在，在一些鸡蛋中也发现了ω-3脂肪酸，因为，鸡蛋生产商正将亚麻籽、鱼和海藻喂给母鸡，所有这些中都含有脂肪酸。

您可以获得的ω-3脂肪酸的量，是依赖于您所买的物品。比如，选择鸡蛋，每一个鸡蛋里含有350毫克ω-3脂肪酸。

ω-3脂肪酸可以保护您的心脏，提高您的情绪。甚至，患有糖尿病或高胆固醇病的人每周也可吃4个鸡蛋，大部分健康人每天都可以吃1个鸡蛋，一星期可以吃上7个鸡蛋。

以油炸饼开始吧，一种“意大利煎蛋”。通过联合使用蛋白和整个鸡蛋，没必要向香味妥协就可减低脂肪和胆固醇。

菠菜和蘑菇油炸饼

（可做4份的量）

1/2杯切好的洋葱

4盎司蘑菇，片状

5盎司冷冻过的切好的菠菜，已化冰并且压榨水分

4个富含ω-3的鸡蛋

6个蛋白

2茶匙水

1汤匙切好的新鲜百里香

1汤匙切好的新鲜植物调料和佐料

1/2茶匙盐

一捏黑色胡椒粉

用一个大的不粘底的平底锅和不粘锅的厨具。先加热平底锅，然后加入洋葱和蘑菇开始炒，频繁地搅拌，持续4分钟，或者直到蘑菇开始释放水分。

加入菠菜并且炒，不停地搅拌，持续5分钟，或者直到大部分的液体蒸发干。

同时，在一个中碗里，放入鸡蛋、蛋白、水、百里香、植物调料、盐和胡椒粉，并搅在一起。放到平底锅中旋涡似地平铺开。在中火上加热5分钟，当鸡蛋烧好后，轻轻地用刮刀将鸡蛋混合物从平底锅上提起，然后继续烧，直到底面烧好但上面仍保持湿润即可，然后从火上把锅移走。

垫上两层衬托物包住平底锅的把手。在火上烤4秒钟到1分钟，或直到上面变成黄色。

用刮刀将煎蛋盛下来放到盘子里，切成楔形就可以吃了。

每一份：123卡热量，5.2克脂肪(39%的热量)，13.1克蛋白质，5.7克碳水化合物，213毫克胆固醇，0.7克纤维，434毫克钠

锻炼身体,提升有益的胆固醇

是否您也是宁愿在上网,也不愿意到野外或健身房去锻炼一下。像您这样的人并不只一个。大约我们中只有十分之一的人一天锻炼半小时。这种现象很不好,因为体育运动是保持我们心脏健康和有效控制胆固醇的强有力武器之一。

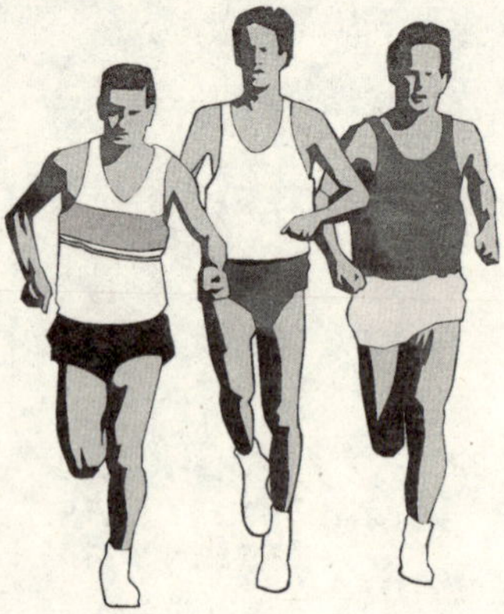

这是个好消息:即使在一年内运动没有出太多的汗水,能养成体育运动的习惯也比我们想象的要容易。许多专家说,每天半小时的运动能提高我们胆固醇的性状,延缓心脏病、高血压和糖尿病的发展。

想用每天半小时换来一生的身体健康吗?您是可以的。请继续往下读,您可以了解如何去做。

运动——增加"好"的胆固醇

根据科学证明,运动可以帮助提高有益的高密度脂蛋白的水平,它能从人体中去除有害的低密度脂蛋白。"认为运动可以减轻心脏疾病的危险,主要是因为运动可以提高高密度脂蛋白的水平。"吉姆瑞比博士说,他是波士顿塔弗大学医学部、生活方式研究所、临床实验中心的领导,同时也是《吉姆瑞比博士散步健康全册》的共同作者。

较高的高密度脂蛋白水平和可以降低心脏疾病的危险度是成正比的。对于每个人来说,高密度脂蛋白增高一个百分点,心脏病的危险度男性可下降百分之二,女性可下降百分之三。所以,如果您是一个女性,您的高密度脂蛋白从45毫克增加到55毫克,您的心脏病危险度则下降大约百分之三十。

在一项研究中,日本研究员观察运动对于患高胆固醇症的女性患者的效果如何,试着检验这种理论是否正确:即使总胆固醇、低密度脂蛋白和甘油三酯(与心脏疾病有关系的血液内另一种脂肪)不改变,体育运动也同样有助于减轻冠心病的危险。

23名患有高胆固醇症的中年妇女,参加了持续时间达一年的每周2次的长90分钟的运动,并且也做每周3次的家庭基本锻炼。发现运动后,这些妇女的总胆固醇和低密度脂蛋白量没有显著降低，但甘油三酯的量却显著降低了(和心脏疾病危险度相关的重要变化)。

另一项研究，泰国的大夫们对3615个人的心脏危险因子和他们体育运动的频率进行了调查。发现那些有规律地参加体育运动的人，可能有较低的甘油三酯水平和心脏危险度。而且，不论男性或女性，有规律地参加体育运动的人有益的高密度脂蛋白水平较高。

麦可米勒博士说，体育运动似乎加入到了机体生理活动的链条中了，可以增加脂蛋白酶的活性。他是巴尔的摩市马里兰医学院、心脏疾病预防中心的指导员。这种脂蛋白酶攻击甘油三酯，“当脂蛋白酶溶解了富含甘油三酯的颗粒后，产生的物质可以形成高密度脂蛋白。”米勒博士说，所以参与体育运动的人有较高水平的高密度脂蛋白和较低水平的甘油三酯。

夏威夷大学的研究人员对700个人，进行了10个不同的研究，来观察体育运动对高密度脂蛋白水平的影响。研究者们发现一个人每周跑62英里，不论男女，他的高密度脂蛋白量上升3毫克。

有规律地体育运动可以帮助您减去体重，也能进一步提升您的胆固醇性状，威廉卡塞娄博士说，他是弗拉明翰心血管研究所的医学指导，麻萨诸塞州西部医疗中心的健康纲领制作者。一项著名的研究表明，一个人的体重每减掉8磅后，高密度脂蛋白量升高大约3个百分点，而体重每增加8磅，高密度脂蛋白量就会下降大约2个百分点。

散步、骑自行车、打高尔夫球，或者游泳锻炼

想想您必须成为马拉松长跑运动员，才能提高您的高密度脂蛋白，并且降低您的心脏疾病的危险吗？再考虑考虑吧。美国运动医学大学的专家和疾病控制和预防中心的专家都说，每天30分钟适度的运动就可以了。根据这些专家的建议，“科学研究有力地证明了，有规律的中等强度的体育运动能使身体保持健康。”

专家还定义，适度的锻炼相当于以轻快的步伐散步2英里。其它中等强度的运动包括愉快地骑自行车、打高尔夫球(推手推车或抡起棒子)、打扫房间和用锄草机锄草。

专家说，更好的是您可以把30分钟的运动量累积起来。散步可以代替短距离开车，或者当您看喜剧片时，可以边看边蹬静止自行车，这样，同样会给您的机体带来益处。所有的这些运动都可以增强机体活力。

在您开始运动之前最好去咨询一下您的大夫，尤其您是50岁以上的妇女，或是40岁以上的男性，并且体重过重、患有糖尿病或在运动时有过昏厥、有过胸痛的经历。并且要记住：运动要慢慢地开始以适应您的机体。卡塞娄博士说："以前没有过强烈锻炼的人一开始运动量太大是很危险的。"

如何找到自己的目标心率

吉姆瑞比博士建议，当您运动时，您要定期地检查您的脉搏，确保您的心率在目标范围之内。他是波士顿塔弗大学医学部、生活方式研究所、临床实验中心的领导，同时也是《吉姆瑞比博士散步健康安全册》的共同作者。

如何知道心率的最低值？用220减去您的年龄，所得的数字乘以0.6后得出的数字就是您心率的最低值。如何知道心率的最高值？用220减去您的年龄，所得的数字乘以0.85后得出的数字就是您心率的最高值。

比如，如果您是52岁，220减去52，等于168，然后168再乘以0.6，等于100.8(心率的最低值)。168乘以0.85，等于142.8(心率的最高值)。当您运动时，您的心率就要保持在101–142之间。

一些专家建议有一个简单的方法来评估您是否超运动了。"如果您在运动时不能谈话，那说明您超负荷运动了。"约翰麦都高博士说，他是加利福尼亚在圣非罗莎市海伦娜医院麦都高计划的发起者，同时也是《麦都高心脏医学》的作者。

体育运动和饮食联合降低胆固醇

当体育运动被证明能减少冠心病的危险后，体育运动和低脂饮食结合会有更强大的功效。

德国的研究员做了如下研究：选择一组男性，他们每天在家都做半小时的运动，有胸痛的感觉，并且又参加了每周2次约1小时的锻炼。这些人被要求低脂低胆固醇饮食。另一组男性被鼓励但没有被要求进行常规锻炼和低脂饮食。

一年后，既食低脂饮食又经过运动的人的低密度脂蛋白下降了8%，他们的高密度脂蛋白提高了3%。而且，这些人中只有23%的人存在冠状动脉阻塞，另外32%的人疾病进程的确延缓了。相比较，在对照组的人的高密度脂蛋白和低密度脂蛋白的量均没有改变，有48%的人存在冠状动脉阻塞。

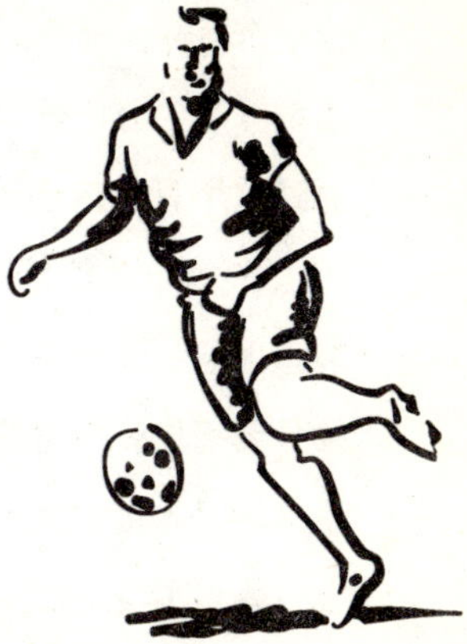

在斯坦弗医学院由医学教授比得伍德教授领导的研究者们做了如下研究：一组适度超重的人群进行低脂低胆固醇饮食，第二组人群进行相同饮食，并且每周锻炼3次。一年以后，进行锻炼的人群的高密度脂蛋白水平平均上升13%。相比较，仅低脂饮食的人群的高密度脂蛋白水平仅提高2%。

举重能提升高密度脂蛋白吗？

大部分健康学教授建议说，有氧运动可以提高有益的高密度脂蛋白的水平，并且预防得心脏病。但是现在有初步的资料表明无氧运动——举重锻炼同样也可以降低胆固醇。

在亚利桑那州大学和医学中心研究所的研究者们做了如下研究：46名妇女参与举重锻炼，要求每周 3 次历时 1 小时的举重。另一组妇女作为对照组，坚持正常的体育运动。

5 个月后，发现参与举重锻炼的人的总胆固醇从184毫克下降到171毫克，更显著的是，她们的低密度脂蛋白量下降12%，从116毫克下降到102毫克，而高密度脂蛋白水平没有明显改变。

九条使心脏保持健康的小窍门

越来越多的证明表示有规律的运动能给人体带来益处，从一颗健康的心脏到全身良好的状况。所以出点汗水开始运动吧！下面这些小窍门能帮助您把运动变得容易。

● 把您的目标写下来。您很有可能想坚持完成某项运动，如果您知道您想要完成什么目标，那就把它写下来。这是运动生理学家比得斯耐尔博士说的，他是达拉斯西南医疗中心、德克萨斯大学国内医学的教授助理。他建议，“开始坚持写个运动日志。这个日志将记录您完成了什么并帮助您坚持下去。”

● 找一个能给您带来愉悦的运动项目。这有一个“健康是一笔财富”的观点，可能您以前从没有考虑过。那么赶快挖掘这种财富吧。“当您感到体育运动很有趣的时候，那么您就有可能坚持，要周复一周，月复一月地坚持下去。”达琳塞德劳克博士说，他是印度拉法叶西部珀都大学人体运动学的教授。

● 走您自己的路。塞德劳克教授说：“不要崇拜格言，没有付出，就没有收益。做您能够承受的运动项目，您就会发现锻炼变得越来越容易。”

● 制定1小时运动时间，要很愉悦。“如果在规定的时间和地点您能投入地运动，那么您就很有可能达到目标。”瑞比博士说。比如在您午饭后做1小时的有氧体操，或晚饭后出去轻松地散步。

● 斯耐尔博士建议，可以和您有相似健康水平的朋友一块运动。

● 改变您的活动——星期一散步，星期三骑自行车，星期日打高尔夫球等等。瑞比博士建议，“如果您很有规律地散步，那就通过改变您的散步路线来变换一下您身边的景色吧。”这样您就不会对很有规律的星期二晚上的运动项目感到厌烦，而很想投入到在星期五晚上安排的体操运动中去了。

● 如果您在户外运动，那就要逐渐适应天气变化。瑞比博士说：“在冷天，要穿容易脱去的运动服，当您身体变热后要脱去外套。在比较暖和的天气，要穿比较松软的衣服，并且在运动前和运动中要多喝水。在暴风雨的天气，那就在室内跑道上散步或去健身房里锻炼。”

● 在您的日常生活中也可以多加些运动。在工作时，您可以放弃喝早咖啡的时间出去来个短途散步。或者一天内至少一次不坐电梯改爬楼梯。当您达到运动目标后，要对自己嘉奖，买一个新口红或一条新领带吧。

也可以看看一些新的锻炼工具。瑞比博士说：“甚至去洗个热水澡也算奖励吧。”

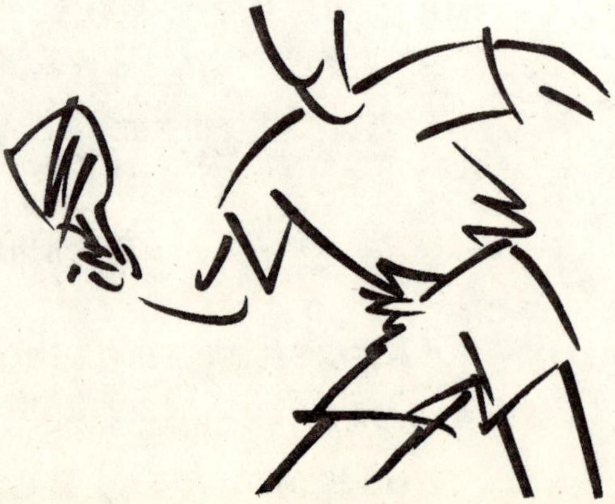

脱脂牛奶——一个转变

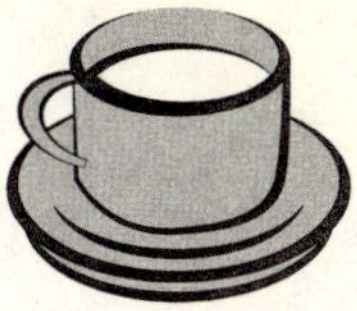

在飞机上，加利福尼亚曼哈顿海岸的饮食学家、美国饮食协会的发言人、马丁亚德瑞克博士向乘务员要一杯脱脂牛奶。乘务员说：“没有，除非您专门定制了这一特殊的食品。但是谁会喝这种东西？这就相当于根本没喝牛奶！”

如果以这种观点想脱脂牛奶，也许还不只是一个人。许多成年人也抱怨从全脂牛奶转变到脱脂牛奶，感觉就像一个小伙子看到给他盘子里放了许多他不喜欢吃的花椰菜一样不能理解。

美国人喜欢喝牛奶，在牛奶里泡饼干吃，用牛奶做香肠，口味优美的冰激凌、奶酪还有其它的食物。全脂牛奶是钙的好来源，它可以预防人们得骨质疏松病，并且牛奶里富含蛋白质、矿物质和维生素A和维生素D。

如果您想降低您的血液胆固醇，那么，全脂牛奶就对机体不利。一杯全脂牛奶含有8克脂肪，33毫克胆固醇和150卡热量。一项研究结果表明，美国人喜欢全脂牛奶和用全脂牛奶做的食物如奶酪，这很大程度上加重了冠心病患者心肌的负荷。

但是，您也没必要完全放弃喝牛奶。一杯脱脂牛奶仅含有0.4克的脂肪，4毫克的胆固醇和85卡的热量，还有和全脂牛奶一样的别的营养成分。所以，您要维持骨骼健康，您就不能失去钙的来源。

总之，您没有必要放弃牛奶咖啡的香味，还有牛奶搅匀后多泡沫的富含奶脂的香肠。您可以用脱脂牛奶做味道优美的食品和甜点。继续读下去，您就会发现如何去做。

脱脂牛奶的益处

有许多研究都在比较全脂牛奶和脱脂牛奶对血液胆固醇的影响。下面就是他们的研究结果。

明尼苏达州大学的研究者们，让8位男性根据美国心脏协会的指导进行低脂饮食。6周为一个周期总共3个月长的研究中，第一周期，这些人每天喝2−4杯全脂牛奶，在另一周期内，他们喝相同数量的脱脂牛奶。结果发现喝脱脂牛奶组的人比全脂牛奶组的人的总胆固醇要低7%，有害的低密度脂蛋白要低11%。

这些研究者还注意到总胆固醇每下降1%，冠心病的危险就下降2-3%。相应的，这些专家还提出，每天喝2-4杯全脂牛奶的血液胆固醇正常的健康人，如果改喝脱脂牛奶后，得冠心病的危险就会下降14%。

在曼哈顿的堪萨斯州大学和宾夕法尼亚大学的研究者们，让64人每天饮食中有1夸脱的脱脂牛奶。2个月后，开始总胆固醇值为190毫克的人们发现，他们的总胆固醇下降6.6%，他们的甘油三酯水平下降12%。他们的血压也有所下降，这可能是因为脱脂牛奶中的钙和钾的缘故。

低脂牛奶很贫乏

专家认为一天内饮用几茶匙的低脂牛奶不会有害于您。但是，如果每天都饮用好几杯低脂牛奶，总共才含百分之一或二的牛奶脂肪，那就不会如同您想的那样，饮食中脂肪得到平衡。

“全脂牛奶中含有3.5%的牛奶脂肪，”丽莎劳瑞博士解释道，她是纽约北海岸大学的营养顾问，“喝2%的牛奶不是理想的选择。”

请记住：水重量占了牛奶重量的绝大部分，所以一旦把水从计算中减去，就重量而言，2%的牛奶就包含有20%的脂肪。而且，2%的牛奶从脂肪中可得35%的热量，而从脱脂牛奶的脂肪中仅有5%的热量。

这里的计算能帮助您转向脱脂牛奶。如果您每天喝2杯含奶脂1%的牛奶，时间达一年，那您就会吞下4磅的脂肪；如果您改喝相同量的脱脂牛奶，吞下的脂肪就会少十分之一磅。

满足您的口味

下面这些小窍门可以使您毫不为难地从全脂牛奶或低脂牛奶转向脱脂牛奶。

- 喝经过冷藏的脱脂牛奶。因为降低温度，可以提高它口味的鲜美。
- 不必要感觉您必须很快转到脱脂牛奶，“不要急匆匆的。”亚佳克说，
- “您可以喝1个月时间的含奶脂2%的牛奶，再下个月就改成喝含奶脂1%的牛

奶，最后，再向脱脂牛奶做一个跳跃。”

● 许多人发现很难用脱脂牛奶做早饭，珍妮特莱皮克说。她是加利福尼亚州墨西哥圣非亚的饮食学家，也是美国饮食协会的发言人。“如果您想用含奶脂1%的牛奶来代替脱脂牛奶与谷物混合使用，也不是一顿很好的早餐。”(因为既然您已经决定向脱脂牛奶转变了。)

● 如果您总是习惯在咖啡里兑一半牛奶和一半奶油，或在咖啡里全部是奶油的话，“那就试试掺2茶匙的不含牛奶的奶油和2茶匙含奶脂1%的牛奶。”玛利琳塞瑞博士说，他是宾夕法尼亚医院、本杰明弗兰克林健康中心的营养顾问，“这样，不仅色香而且味美。”

● 喜欢用白色的奶油酱来浸泡蔬菜吗？塞瑞建议：“那就搅拌1茶匙的人造奶油和1茶匙的面粉，在火上加热2分钟，再慢慢浇入脱脂牛奶，就做成了味道鲜美的酱。”

● 渴望喝富含奶油味的牛奶饮品吗？加一个新鲜的香蕉，这是加利佛尼亚营养学家伊夫林·斯伯尔博士建议的，他同时也是《健康家庭风味烹饪》的作者。他说，加1个剥了皮的香蕉，1/4杯的脱脂牛奶，1/2杯的橘子汁，1茶匙的香料，一盘子肉豆蔻和5块冰，直到奶油味很香时。“大约1分钟，您就可以尝到味美的新鲜的牛奶饮料了，仅含有一点脂肪。

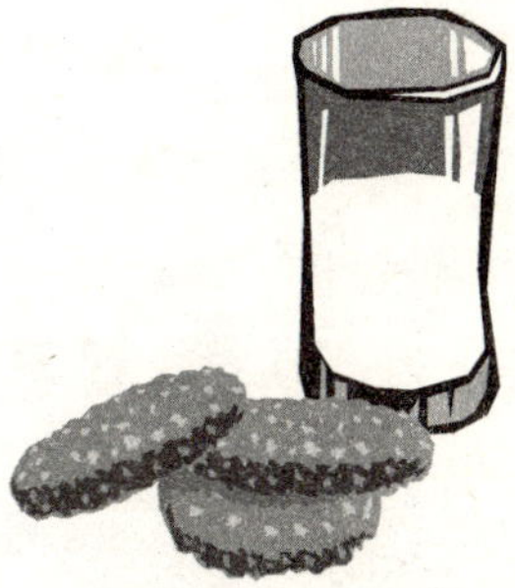

粗纤维——清扫动脉的最简便方法

说起“纤维”，我们中许多人会认为是“泻药”，总之不是一个令人喜欢的名词。但是纤维可以使您堆积的食物变通畅，这是本篇文章的重点。很多研究已经证明纤维可以帮助扫通您的动脉，并且也能将升高的胆固醇得以破坏。

纤维，是植物食物的一部分，不能被机体消化，它可以完好无损地通过您的身体各个系统。有两种基本类型：可溶性的和不可溶性的。可溶性的纤维，比如有果胶、口香糖等，可以在下列食物中找到，比如燕麦谷皮、大麦、干豆、豌豆和苹果。这些食物都可以帮助您控制机体产生和降解胆固醇。

“可溶性的纤维有助于降低血清胆固醇。”这是爱丽莎博士说的，他是芝加哥的饮食学家，同时也是美国饮食协会的发言人。不溶性的纤维主要存在于谷类产品、水果、蔬菜和谷物，它可以保证食物在机体胃肠系统内有规律地运动，机体消化吸收后，剩余物质堆积成为大便。而可溶性纤维是胆固醇的降解物，存在于谷物、大豆、水果和蔬菜中，并且对于血液中脂肪也有益处。科学家们相信富含纤维的饮食有助于降低结肠癌、糖尿病、心脏病和其它疾病进展的危险度。总之，去咀嚼这些纤维吧，但并不是指成为碎片。

纤维的益处

科学家已经做了许多实验证明，纤维有降解胆固醇的能力。在一项研究中，吉姆爱德逊博士，他是肯塔基州医学院临床医学教授，同时也是《爱德逊博士高纤维健康计划》的作者。他和同事们让146名有中等高血脂的人群分成三组。第一组人吃平常饮食，第二组人吃低脂饮食，包括有15克(大约1盎司的1/2)纤维，第三组同样是低脂饮食加25克纤维。

一年后发现，第三组低脂高纤维饮食的人的总胆固醇量下降13%，相比较而言，第二组低脂饮食的人总胆固醇下降9%，而第一组普通饮食的人的总胆固醇只下降7%。研究家们解释说纤维成分来自于一般的食物，很容易添加到平常的饮食中——每天吃1碗煮熟的燕麦谷物、2小碗燕麦粥和5盎司的罐装大豆。

在另一项研究中，在斯坦弗医科大学的研究者们，让16名参与者每天吃15克的可溶性纤维(包括果胶等)。发现一个月内这些人的总胆固醇下降8.3%，他们的有害的低密度脂蛋白下降12.4%。另一项研究发现胆固醇的量是随着可溶性纤维的消费增高而下降的。每天吃5克可溶性纤维的人，一个月后他的低密度脂蛋白下降5.6%，而每天吃15克可溶性纤维的人，发现他们的低密度脂蛋白能下降14.9%。

现在也有证据表明，在低脂饮食中再添加可溶性纤维能进一步降低胆固醇。来自美国、加拿大和瑞士的研究者们，要求43名有高胆固醇症的患者，食低脂高可溶性纤维饮食或低脂高不可溶性纤维饮食，共4个月。然后要求已经有过可溶性纤维饮食的那一组再加高不可溶性纤维饮食，又4个月。研究者们发现，有可溶性纤维饮食的人比那些不可溶性纤维饮食的人的总胆固醇和低密度脂蛋白都低5%。

在多伦多的麦可医院的研究者们做如下调查：把两种植物成分，蔬菜蛋白质和可溶性纤维结合起来，作为降低饱和脂肪的饮食的一部分，可以更进一步的降低胆固醇水平。他们也观察载脂蛋白B的变化，它是新发现的心脏健康的预先标志因子。31名有高胆固醇症的参与者，被要求在同一时间吃1个月2种不同的低脂低胆固醇饮食。一组饮食是大量的植物蛋白质(包括大豆)，还有是对照组2倍的可溶性纤维。

与低脂饮食对照组的人们相比较，那些吃测试饮食的人们总胆固醇平均下降6.2%，低密度脂蛋白平均下降6.7%，载脂蛋白B平均下降8%。高密度脂蛋白和低密度脂蛋白的比值平均增高6.3%。研究家们得出结论：植物蛋白和可溶性纤维联合起来，作为降低饱和脂肪的饮食，具有显著提高降低胆固醇的功效。

纤维的食物来源

想降低您的高胆固醇吗？请看这些食物——它们富含可溶性纤维，有助于降低血液胆固醇。其中有一些可以提供不可溶性的纤维，可以给机体带来别的益处。

食物名称	总胆固醇(克)	可溶性纤维(克)
所有的谷皮谷粒(1/3杯)	8.6	1.4
带皮的苹果(1个小的)	2.8	1
生大麦(2汤匙)	3	0.9
黑刺莓(3/4杯)	3.7	1.1
蓝莓(3/4杯)	1.4	0.3
布鲁塞尔芽甘蓝(1杯)	5	2.6
生胡萝卜(1个)	2.3	1.1
鹰嘴豆(1/2杯)	4.3	1.3
生玉米糠(2汤匙)	7.7	0.1
干屑(3)	4.6	2.2
粉红色的葡萄(1)	1.4	0.3
炒熟的肾形豆(1/2杯)	6.9	2.8

煮熟的扁豆(1/2杯)	5.2	0.6
罐装的蚌豆(1/2杯)	4.3	1.1
燕麦谷粒(1/3杯)	4	2
秋葵(1杯)	7.3	2.9
橘子(1个小的)	2.9	1.8
梨(1个小的)	2.9	1.1
冷藏的炒熟的豌豆(1/2杯)	4.3	1.3
炒熟的黑白豆(1/2杯)	5.9	1.9
带皮的红李子(2个中等大小的)	2.4	1.1
土豆(1)	5	1.2
裸麦粗面包(1片)	2.7	1.2
无籽的葡萄干(1/2杯)	1.6	0.8
意大利面条(1杯)	5.4	1.2
煮熟的菠菜(1/2杯)	1.6	0.5
甜土豆(1)	2.7	1.2
大头菜(1/2杯)	4.8	1.7
小麦的胚芽(1/4杯)	5.2	0.8
炒熟的白色或兰色大豆(1/2杯)	6.5	2.2

您是否正在逐渐分享纤维的益处?

墨格斯伯哥说:“现在我们中的许多人食入的纤维的量都少于我们应当食入的。美国人每天食入12克纤维(不到半盎司),我们每天应当吃大约25–30克(大约1盎司)的纤维。”值得庆幸的是,我们很容易把纤维引入我们的饮食中。下面几点窍门可以帮助我们做到。

● 确保要吃蔬菜和水果的皮(比如苹果和土豆),还有一些水果的可以食用的籽(比如蓝莓)。

对于年轻人冠状动脉疾病发展的研究,多个医学中心所做的为期10年的年轻男性和女性，心脏疾病危险因子的考察表明，成年人每天至少吃21克纤维，增重8磅的人，得心脏疾病的概率要少于那些吃相同热量，但每天吃少于12克纤维的人。所以，控制体重也能帮助控制胆固醇，同样这也得益于纤维的益处。

● 试着从食物中获取纤维，而不是依靠纤维补充物。这是墨格斯伯哥博士建议的。在西雅图脂类临床研究所的研究员们，在轻微到中等程度的高胆固醇的人们身上，评估饮食中的水溶性纤维(口香糖成分)和大部分的非水溶性纤维(大豆纤维、蚕豆纤维和谷类)补充物的降低胆固醇的作用大小。他们中一些人被随意地安排接受每天20克纤维补充物，另一些人给以安慰剂(无活性的物质)，时间15周。之后，所有的参与者再都接受另外36周的纤维补充物。

在食用纤维组，低密度脂蛋白水平、总胆固醇水平和低密度脂蛋白与高密度脂蛋白的比值下降程度均较大。研究者说，纤维补充物在降低低密度脂蛋白中提供了显著持久的作用，在治疗期间，却没有降低高密度脂蛋白，也没有升高甘油三酯(另一种血液脂肪)。

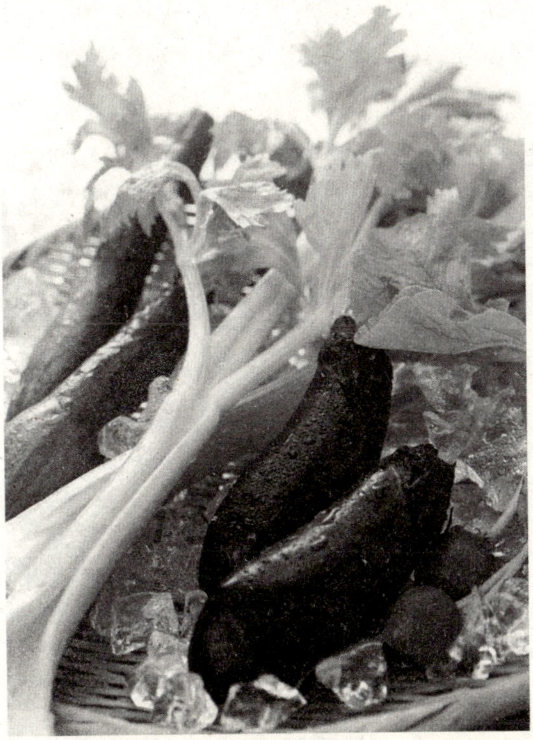

然而，只依赖补充物作为纤维的来源是不理想的。这些补充物中缺乏富含纤维的食物中的其它营养成分。墨格斯伯哥说："比如水果和蔬菜中还含有丰富的维生素，它可以帮助人们预防心脏病和肿瘤。"

● 不要只吃富含纤维的一种食物。这是苏珊卡乐建议的，她是西雅图的饮食学家和《按烹饪教材履行》的作者。她建议：""每天吃富含纤维的食物，但不能只依赖谷类，您应当把您碗里所有富含纤维的食物都吃掉。"

●"每天要喝8–10杯的水，"这是威廉卡塞娄博士建议的，他是弗拉明翰的心血管研究所的医学指导，麻萨诸塞州的西部医疗中心的健康纲领制作者。“当纤维通过机体时，要吸收水分，如果饮水不充足，就会导致便秘。”

● 爱德逊博士说，为了防止夸张，吃再多的纤维也只有一般的作用，所以要慢慢地往您的饮食中添加富含纤维的食物。

● 卡塞尔说，为弥补高脂肪饮食，请不要狼吞虎咽地吃纤维。

作为加利福尼亚预防医学研究的主席和领事，同时也是《迪奥尼斯博士预防心脏疾病的计划》的作者，迪奥尼斯说：“一碗燕麦粥是最理想的一顿早餐，但另一方面，它缺乏香肠和奶酪做成的煎蛋的营养。

请食蚕豆、水果、高纤维的谷物、燕麦、蔬菜的植物饮食。

鱼类——有益心脏的健脑食品

有时，您是否感觉到您就像在降低血胆固醇的急流中游泳，而鱼就可以帮助您战胜困难。不仅因为鱼含有的饱和脂肪少，而且它还含有一种叫ω-3脂肪酸的油，它是一种能在身体中创造奇迹的多聚不饱和脂肪。在大部分的研究中都发现，锚状的ω-3脂肪酸能够降低高胆固醇到健康水平。

“ω-3脂肪酸还能降低血液中的极低密度脂蛋白水平，它是由肝脏产生的。”彼德卡沃维斯说，他是约翰·霍普金斯医科大学、动脉硬化症和脂类研究所的指导者，同时也是《约翰·霍普金斯预防和治疗心脏疾病的全权向导》的作者。当测量极低密度脂蛋白水平下跌时，血液胆固醇水平、甘油三酯和心脏病中牵连到的血液中其它脂肪都有可能下降。这两种最普通的ω-3脂肪酸是二十碳五烯酸和二十二碳六烯酸。

ω-3脂肪酸也有助于降低血压，心脏病发作和中风的显著危险因子。而且，ω-3脂肪酸也有助于防止血小板聚集，防止形成血凝块，减少心脏疾病和中风的发生。

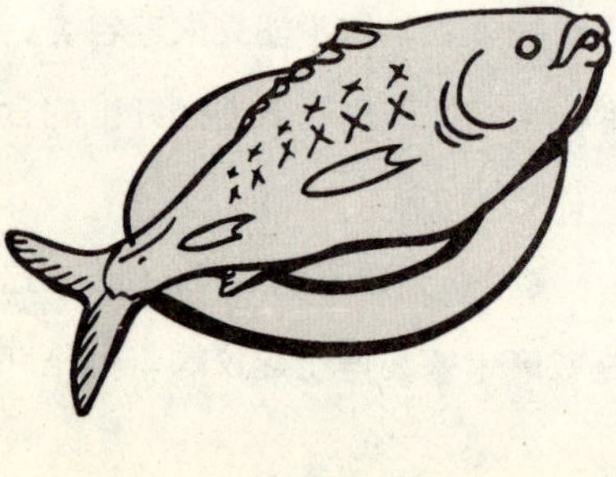

一般来说，鱼越肥，所含有的ω-3脂肪酸就越多，这是玛格迪克博士说的，他是达拉斯市西南医疗中心、德克萨斯大学的医学人类营养学中心的教授。有趣的是，鱼自己不会产生ω-3脂肪

酸。它们是从海洋里的食物，如海藻和别的水生植物上获取的脂肪。“所以，淡水里的鲱鱼、鲭鱼和鲑鱼都是ω－3脂肪酸的绝好来源，而农养的鱼则没有，”迪克博士说。别的鱼种也有富含ω－3脂肪酸的，包括青鱼和金枪鱼。

鱼有可以降低胆固醇的ω－3脂肪酸。鱼含有的脂肪比瘦肉甚至家禽肉都低，比如煎烤出的重为3盎司的鳕鱼，含有89卡热量，47克胆固醇和不足1克的脂肪。

ω－3脂肪酸的最好选择

下面是含有ω－3脂肪酸的各种普通鱼。当您想降低不想要的胆固醇时，选择越高层次的鱼越好。

高量的ω－3脂肪酸

金枪鱼　湖红鳟鱼

大西洋青鱼　太平洋青鱼

大西洋鲭鱼　太平洋鲭鱼

大西洋鲑鱼　太平洋鲑鱼

金枪鱼 蓝鲥鱿　虹鳟鱼

中量的ω－3脂肪酸

蓝鱼　条纹巴斯鱼

海峡鲶鱼　箭鱼

比目鱼　比目鱼

红鲤鱼　黄道金枪鱼

低量的ω－3脂肪酸

鳕鱼　岩鱼

小溪鳟鱼　鲷科鱼

鲤鱼　鲟鱼

黑线鳕　尾鲽带黄色的鱼

太平洋鳕鱼

为什么这些鱼有如此高的价值

鱼有益于心脏的最早的研究资料要追溯到爱斯基摩人。研究家们发现，尽管他们有着高脂肪的饮食，但他们的心脏病发生率却很低，这似乎和他们食用鱼的消费量很大有关系。

随后的研究发现ω－3脂肪酸和心脏健康之间存在一定的关系。丹麦的研究家们让有高胆固醇和甘油三酯的人们，每天补充3种不同剂量(2克、4克和9克)的ω－3脂肪酸。不管多大剂量，这些人的总胆固醇、甘油三酯和总胆固醇与有益的高密度脂蛋白的比值均下降了。并且，补充的ω－3脂肪酸的剂量越大，上述数值降低的越多：每天服用2克ω－3脂肪酸的人，总胆固醇下降11%，而服用9克的人，总胆固醇下降22%。并且，这些人的高密度脂蛋白的水平上升了，也随着剂量的增大有很大程度的上升。

在波特兰的俄勒冈斯健康科学大学，6名身体健康的人轮流吃含有各种总的或饱和脂肪的饮食，共3周，有的加ω－3脂肪酸，有的不加ω－3脂肪酸。

研究者们发现在饮食中有ω－3脂肪酸的人，不管他们吃了多少饱和脂肪，他们的总胆固醇都显著降低了，他们的甘油三酯量也奇迹般地下降了，如果饮食是有鱼油的高脂饮食，下降了41%，如果是有鱼油的低脂饮食，下降了31%。

在南非，研究者们让28名男性和女性分成两组饮食，一组是瘦肉饮食，另一组是仅有鱼的饮食，包括沙丁鱼和鲑鱼。6周后，发现有鱼的饮食的参与者的总胆固醇显著下降，而且，他们的有害的低密度脂蛋白也比瘦肉组的下降9%。

来点儿鱼吧

为了从ω－3脂肪酸中获取最大的益处，大部分的大夫建议我们每周吃两到三次鱼，但他们从不关心我们应该吃多少鱼。“没有明确的资料说明，在饮食中我们需要特别量的鱼油，”迪克博士说，“鱼是鸡肉和瘦肉的最好替代品。”(但是，最好还是食用降低胆固醇的整套饮食方案，包括许多新鲜的水果、蔬菜，谷类，低脂肪产品和鱼、肉还有家禽肉。

下面的方法可以帮助您如何选择和准备鱼，既能满足您的口味，又能有益于您的心脏。

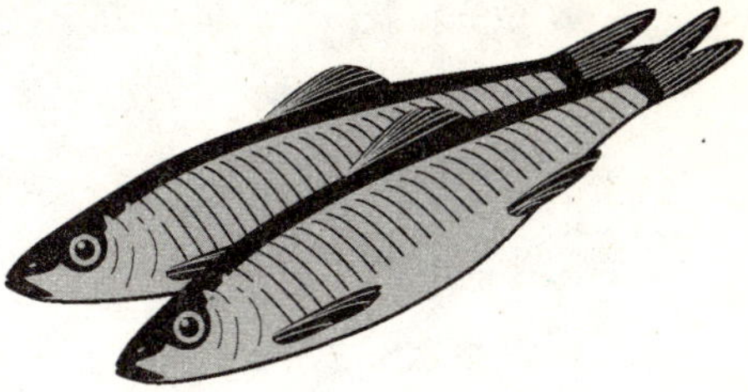

● 购置金枪鱼或鲑鱼罐头——这很容易，消费不贵就可吃到ω-3脂肪酸。为了保存热量，要在水里炖鱼而不用油煎。

● 在您买整条新鲜的鱼时，要挑选清楚的紧条纹、有明亮清澈(不要浑浊或凹下去)眼睛的鱼，有着红色或粉红色的鱼鳃，很新鲜的好像是只要一接触它就会游回去的鱼。

而且，“鱼应当有清凉的味道，而不是很强烈的异味。还有，鱼的表面应当是潮湿的，不应是皱缩的。”这是冈斯·瑞德博士说的，他是金斯敦的罗德岛大学食物科学的教授。他补充道：“如果选择清洗干净、只有肠部的鱼，那是更好的，而且能保存的时间长。”

● 不像瘦肉那样，鱼几乎没有可见的脂肪。所以从这方面说，就不需要平衡。但是，如果您要选择比较肥点的鱼如鲭鱼、金枪鱼和箭鱼，一定不能选颜色太黑的，它可能含的脂肪多些。

● 烹饪鱼最健康的方法是煎、烤、炸和蒸。然而，不能把鱼做的太老了，“如果鱼在长时间的烹饪过程中把水分流失了，那营养成分也会流失掉。”瑞德博士说。

您也可以加上蔬菜、药草、一些低盐的大豆酱一起搅拌地炸鱼。“用油炸的鱼比用别的烹饪方式更好，然后再搅拌上小虾、龙虾和扇贝，那将是很棒的选择。”这是加利福尼亚营养学家伊夫林·斯伯尔博士说的，他同时也是《健康家庭风味烹饪》的作者。

● 如果您喜欢油炸过的鱼，那就试试美国心脏协会提供的健康烹饪方法吧。将鱼经过面粉和酱汁裹好后，在一些多聚不饱和油中炸。然后将鱼放到加热过的大盘子里，再撒些大蒜，浇上柠檬汁，食用前在鱼上再滴点熟油。

斯伯尔博士建议：“或者可以用烤箱烤鱼。给鱼的外面裹上蛋白，不要蛋黄，还有面包屑，然后烤吧，直到变脆。再加些柠檬汁或橘子汁及一些植物香菜。”

斯伯尔说，也可以在鱼上加些新鲜的或干的皱叶芹菜，小矮糠，龙蒿或百里香。

● 串上鱼肉块，再加些洋葱、土豆和胡椒，就可以炸鱼串。斯伯尔说，“做炸鱼串很容易，并且大部分人都喜欢吃。”

● 做一顿既快又健康的餐饭，在微波炉里把鱼、洋葱、蘑菇和胡椒一起烹饪也可以。吉姆·爱德逊博士建议，他是肯塔基州医学院临床医学教授，同时也是《爱德逊博士高纤维健康计划》的作者。或者用鱼再加上您最喜欢的蔬菜和谷物，做一顿既简便又色香味美的主菜。

● 如果您出去用餐，那就点个开胃的海鲜食物。当您在吃高脂肪的主菜时，也能保证您摄入了ω-3脂肪酸。试着将小虾、柠檬汁、鲑鱼再加一盘生蔬菜或盐卤的青鱼炖到一起吧。

鱼油胶囊：是否是有价值的替代品？

咽几粒鱼油胶囊，能够降低高胆固醇吗？

也许可以，也许不能。有些研究表明鱼油补充物，含有的ω-3脂肪酸是从比较肥的鱼中提炼出的。一项研究中，70岁以下有心脏疾病的人，不论他们吃多肥的鱼（鲑鱼、鳟鱼、鲭鱼和沙丁鱼），并且一周两次，或者每天服用500毫克的鱼油胶囊，在2年的调查时间里，其死亡率下降了29%。

但是许多大夫说，有越来越多的研究要证实，鱼油和心血管疾病低发生率之间有一定联系。“可能是有这样一些例子存在，那些有高甘油三酯的人们，从服用鱼油胶囊中获得了益处。”瓦黑德卡莫里博士说，他是纽约哥伦比亚长老派医学中心、欧文临床研究中心的营养学指导，同时也是美国心脏协会营养委员会的成员。他说，“但是，还没有证明这些胶囊能降低低密度脂蛋白。”

在麻萨诸塞州的麦得福特的塔弗大学的研究者们，对名牌的鱼油补充物进行了分析，发现他们不含有足够量的维生素E，而维生素E是应该存在于胶囊里来防止ω-3脂肪酸降解的。

所以什么是最低限制呢？“最好的方法就是从食物中吸取营养，我们的机体从食物中吸收营养是最有效的。”苏珊卡乐说，她是西雅图的饮食学家和《按烹饪教材履行》的作者。

最佳的海鲜食谱

想吃蒸龙虾、烤扇贝或者烤鱼吗?来吧，尽情地吃吧！根据一项国际调查显示，在一些中档海鲜餐馆中的大多数海洋食品含脂量都很低。对于一道主菜而言，这是很吸引人的。

公益科研中心对全国32个海鲜餐馆中的各类开胃食品、附菜和主菜进行了抽样。该中心又将所抽样拼成“组合”菜(比如说将9个餐馆中的烤鱼取同等部分组合而成)然后将它们送到互相独立的实验室做营养分析。在这项调查中最好的配菜是：

蛤杂烩汤(1.5杯，7克脂肪)

烤扇贝(6盎司，3克脂肪)

烤低脂鱼，像黑线鳕、鳕、鳕鱼的幼鱼、比目鱼(6盎司，15克脂肪)

黑鲶鱼(6盎司，15克脂肪)

专家们说最糟糕的鱼类菜是那些经过油炸的，其中包括快餐店的鱼肉三明治。“一些人认为，如果他们要上鱼肉三明治，他们就是善待自己。但由于鱼肉三明治的脂肪几乎都在夹饼原料中，所以可能比吃夹肉饼更不利于健康。”瓦海达·卡马雷这样说，他是纽约市哥伦比亚长老教会医学中心、欧文医疗研究中心的营养部主任，同时也是美国心脏协会营养学会的一位成员。

克雷诺博士说建议，如果您想吃一些ω－3脂肪酸的补充品的话，首先应去咨询您的医生，一些研究显示，大剂量的鱼油可能会使血液变稀而可能增加了出血或中风的机会。鉴于这些原因美国心脏协会建议人们在医生的指导下去服用鱼油补充剂。

亚麻籽——保护动脉的谷物

您可能不知道下一个胆固醇的对抗者会来自哪里，亚麻籽就是一个很好的例子。这种开发不足的谷物中所含有的纤维和脂肪酸，在联合作用下可以对胆固醇起到很好的控制效果。

亚麻籽含有大量的可溶性纤维，可溶性纤维也存在于新鲜的水果和蔬菜中，能清除“不良”的LDL胆固醇(低密度脂蛋白胆固醇)。而且亚麻籽中还富含亚麻酸，亚麻酸是一种多不饱和脂肪酸，在加拿大双低菜籽油中也有发现，与鱼类所含有的ω-3脂肪酸相似，均有降低胆固醇的作用。因此，纤维和胆固醇的共同作用对降低胆固醇有着双重功效。

发现亚麻籽能降低血胆固醇的功劳应主要归功于汤姆·沃特金斯博士，作为新泽西洲芒特克莱尔肯尼思·李约旦心脏基金会和研究中心的实验室主任，沃特金博士和他的研究组花了几年的时间来收集有关亚麻籽食疗方面的资料和数据，目前他的设备已经能焙烤出足够的亚麻籽面包，来满足在小部分人群，研究对冠脉血脂的清除作用。

沃特金博士认为亚麻籽中高含量的亚麻酸可能有助于降低血胆固醇。为验证他的理论，他开始焙烤亚麻籽面包，开始在家中，后来在实验室中。在如何食用亚麻籽方面，沃特金博士已经尝试了多种配方的方案。沃特金博士说，“食用亚麻籽最简单的方法就是将它烤入面包中，这种面包我已经吃了有一年多，我们临床上的一些人也曾品尝过。”

在沃特金博士的初期研究中，让15名血胆固醇高于240mg/dl的男性和女性每天吃三片亚麻籽面包(每条面包中亚麻籽的含量按重量计为10%)，另外参与者每天还要再摄入15克经研磨过的亚麻籽。3个月后，这些人的总胆固醇水平发生了显著的变化，从平均266mg/dl降低到248mg/dl。同时他们的LDL胆固醇从190mg/dl的平均水平降低到171mg/dl，幅度为10%。

沃特金博士主持的二期研究中，由13名血胆固醇有轻度升高的志愿者每天吃6片小麦面包或者亚麻籽面包。在这次研究中，亚麻籽占每条面包重量的30%。食用亚麻籽面包6周后，这些人的总胆固醇的平均水平从223mg/dl降为201mg/dl，降低幅度为10%。不仅如此，LDL胆固醇的水平下降18%，从162mg/dl到133mg/dl，若换算成心脏病发作的危险度来看，大约减少了30%到40%。与之相比，吃小麦面包的志愿者中，总胆固醇和LDL胆固醇的降低比例

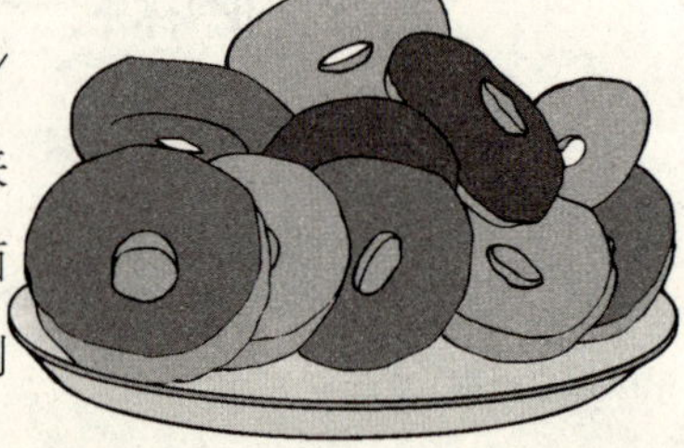

大约为6%。

加拿大的研究人员也对亚麻籽对血胆固醇的影响做了研究。在多伦多大学和同样是在多伦多的迈克尔街医院进行的一项实验中，9名健康的女性通过在早餐的谷类食品中、汤中、果汁中加入亚麻籽，或者配以奶酪，或食用含亚麻籽的面包或松饼。一个月后，亚麻籽使这些女性的总胆固醇水平下降9个百分点，LDL胆固醇水平下降18个百分点，而不使“有益”的HDL胆固醇的水平下降。

焙烤有益心脏健康的面包

您想食用亚麻籽使之成为您低脂低胆固醇膳食的一部分吗？那么可以将它烤入面包中，参见下面的配方。

在许多出售谷类的保健食品店您都可以买到亚麻籽。用搅拌机或咖啡研磨机将亚麻籽研磨成面粉状。一般来说，2/3杯亚麻籽大约相当于1杯面粉。

亚麻籽面包吃起来有种淡淡的坚果味道，沃特金博士说。也许不用多说的是不要在亚麻籽面包上涂上厚厚的牛油：牛油含有大量的饱和脂肪。“一些人在亚麻籽面包表面涂上果子冻或将面包烘烤后直接吃。”沃特金博士说。

吃亚麻籽食品时可能会使您感到胀气，尤其是最初。为减少这些副作用，可由一天1片面包逐渐增加到每天3到6片面包。

亚麻籽面包配方

12片/条

干活酵母	1.5茶匙
温水	2汤匙+0.25杯
蜂蜜	3汤匙
坎那勒(canola)油	1汤匙
盐	1/2茶匙
亚麻籽面粉	1杯
全麦面粉	1.25杯

面包粉　　　　　　　　　　　　　1.75杯

在一个大碗中放2汤匙水，将酵母溶解其中，放置5分钟或观察到有气泡出现即可。

加入蜂蜜、油、盐和其余的1/4杯水。再加入亚麻籽面粉、全麦面粉和1杯面包粉，将其充分混匀。

将剩余的0.75杯面包粉搅入和成一个柔软的面团，表面有少许面粉。将面团揉10分钟直至其变得光滑而有弹性。

给一个9×5cm面包锅上喷上烹饪用水雾，将面团做成一个面包形然后放在面包锅上，盖上盖后放在烤箱中让其膨胀，大约1个小时后可达两倍原体积大小。

在350℃下烘烤40–45分钟，或者看到面包表面呈棕黄色并且轻拍时听到发空的声音。将烤好后的面包从烤箱中取出冷却即可。

每个面包片含：179卡热量，4.2克全脂，0.4克饱和脂肪，4.2克蛋白质，29克碳水化合物，0毫克胆固醇，3.0克膳食纤维，95毫克盐。

水果——香蕉、草莓和其它纤维丰富的水果

如果您在吃早餐谷类食物前，先吃一些草莓或者一片西瓜，这对您的味蕾和您的胆固醇水平都是有好处的。除了少数一些情况下，水果最大的优点是不含脂肪，所以它们可有助于您的动脉保持通畅。另外，水果富含纤维，其中不可溶性纤维经常摄入的话可使您减少得肠癌的机会，而可溶性膳食纤维被证实可降低升高的胆固醇水平。

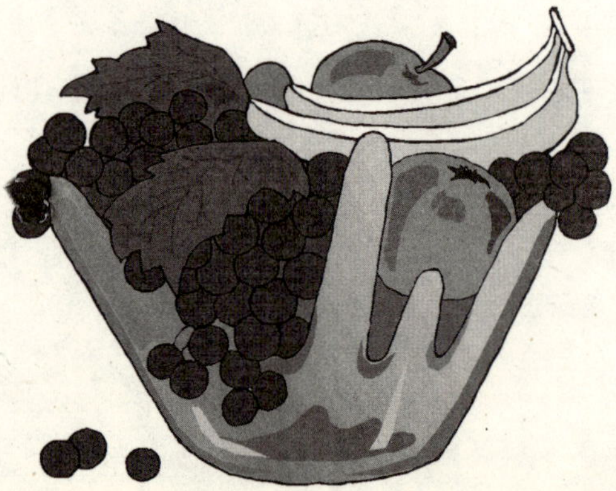

“葡萄、梨、李子、香蕉、苹果和草莓是可溶性膳食纤维的一些良好来源。”奥翰塔·卡玛雷说，奥翰塔·卡玛雷是纽约市哥伦比亚长老会医疗中心、爱尔文临床研究中心营养部主任，同时他也是美国心脏营养研究协会的成员。大多数水果都含有一种可溶性膳食纤维称为果胶——

种胶体物质，是天然的胆固醇清除剂。

降血脂作用

有大量的证据说明水果和蔬菜中的可溶性膳食纤维，有助于吸收阻塞动脉的胆固醇并将它们排出体外。

明尼阿波利斯市的明尼苏达州大学和戴维斯市的加里福尼亚大学的研究者们，在41名胆固醇轻度升高的人的每天日常膳食中加入12个李子。经过一个月，这些人的胆固醇水平明显地下降，从大约230mg/dl到151mg/dl，他们的“不良”的LDL胆固醇从158mg/dl 降至151mg/dl。

在印度实施的一项实验中，研究人员在61名高血压(心脏病的主要危险因子之一)患者的日常膳食中，加入1–2磅的番石榴和一种热带水果。另一组的59人的饮食中不含番石榴。经过12周，吃番石榴的人的总胆固醇水平下降了近10个百分点，同时他们的血压和甘油三酯的水平也有所下降，而“有益”的HDL胆固醇水平则升高了8%。

很明显的是，和不吃番石榴的组相比，吃番石榴者摄入了较少的膳食脂肪而增加了钾的摄入，钾有助于血压的降低并可预防中风的发生。但是据专家所说，番石榴并无任何特殊的成分。关键点在于吃水果，几乎任何水果取代膳食脂肪的话，对胆固醇水平均可产生显著的影响。

这个结论看来也被同样在印度进行的另一项研究所证实。在那个实验中，621名有冠心病危险的人，进行了一个月的低脂低胆固醇饮食。接下来其中的310名参与者被告知将每天水果和蔬菜的摄入量增加到400克(大约14盎司)以上。这些尽量多吃水果和蔬菜的人们发现，他们的胆固醇水平下降了6.5个百分点，LDL胆固醇下降了7.3%，而HDL胆固醇升高了5.6%。而那些没有额外吃水果和蔬菜的人则没有观察到明显的改善。

这里还有一个水果有益于心脏的原因。大多数的水果——尤其是浆果，哈密瓜和柑橘类的水果均富含维生素C，维生素C是一种抗氧化营养素，一些研究发现它与降低心脏病的危险性有关系。洛杉矶加里福尼亚大学的研究人员对11000名成年人进行了10年的观察发现：大量摄入维生素C的人，心脏病的发病率和死亡率与维生素C摄入少的人相比都有明显下降。

七种妙法享受水果美味

当然您尽可以大口地咀嚼更多的苹果，但是这里还有其它一些方法，吃水果也能满足您对水果的需要量。试试这些有趣的方法吧。

● 从水果摊的角落或者超市农产品部品尝更多的新奇的水果。在发现新西兰果，蕃地莲果，芒果，番木瓜果和新鲜菠萝等，它们的美味会使您吃更多的水果，这与其说是在完成任务倒不如说是一种探索。

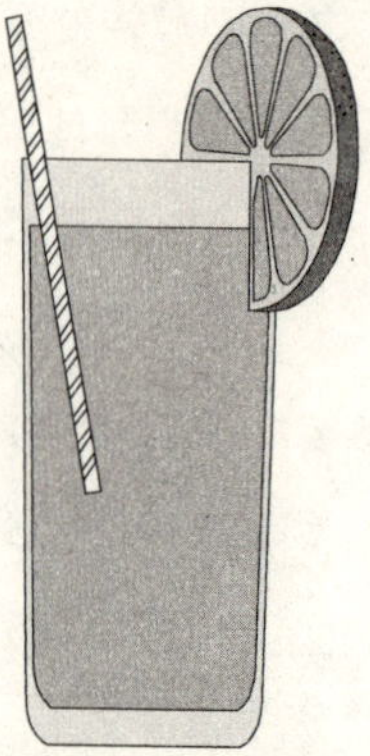

● 如果您是一个传统型的人，那么就做一盘传统的水果沙拉。“将一些瓜类、苹果，香蕉和桃切成片，在水果的上面撒一些椰松即可，但不宜吃过多的椰松，因为它含有大量的饱和脂肪。”米切尔·克兰波医学博士建议说。他是位于佛罗里达州庞帕诺海岸的亚特兰大皇家温泉疗养院的健康顾问，也是《素食营养：完美、简单》一书的作者。克兰波博士说将水果汁洒在沙拉上可以增加水果沙拉的美味。

将新鲜的草莓片和香蕉片放入一杯低脂或无脂的香草奶酪中进行搅拌，吃薄烤饼或华夫饼干时配以新鲜的水果，爱德森·安德森医学博士建议说。他是肯塔基州医学院临床营养教授和医学教授，同时也是《安德森博士的高膳食纤维计划》的作者。安德森博士说，“在香蕉，草莓，新鲜或冰冻的桃，蓝莓甚至是苹果做成的沙拉上加一小撮桂皮和肉豆蔻。同时您还可以将水果加入薄饼和牛肉的制作配方中来制作食品。”

● 水果沙拉配以烤鸡、烤鱼或烤火鸡。这里有一个简单的配方：将半个熟菠萝、3个新西兰果和半个西瓜削去皮后切成小块，加入大量的碎薄荷和芫荽叶，放置30分钟后即可。

● 加里福尼亚营养学家爱文林瑞伯博士，在她的《家庭健康烹饪》一书中建议，“在家庭制作巧克力饼和其它巧克力食品过程中，以梅李脯泥取代牛油或人造黄油，它们可以增加一种天然的风味，使您愿意反复咀嚼品味。不仅如此，半杯梅李泥可以使您减少摄入近800卡热量和100多克脂肪。”

● 搅拌一杯果汁饮料。“我称它们为润滑剂，”克拉普博士说，“将您喜欢的水果，比如说香蕉或草莓，混以冰冷的水即可。”克兰波博士说这些冰凉的混合饮料在夏天饮用尤佳。

多吃纤维不发胖

虽然水果具有低脂低胆固醇的优点，但是在食用时必须遵循以下的原则：

首先，新鲜水果比果汁含有更丰富的有降胆固醇作用的果胶，亚得克博士说。亚得克博士是加里福尼亚曼哈顿海岸的营养学家，同时也是美国营养学会的发言人。

他强调说，即使是含有果肉的果汁也不能提供水果本身所含有的纤维，但这并不意味着您不去喝您所喜欢的果汁，只是您更应当多吃新鲜水果。

同时不要吃过多的鳄梨。虽然这种水果富含单不饱和脂肪酸，有助于降低LDL胆固醇，但是任何一种脂肪都不应当过多的摄入。

偶然吃一次鳄梨也是一件快事，马里林切尼诺博士是宾西法尼亚医院的本杰明·富兰克林健康中心的营养顾问，她说，“许多人感觉没有什么食物能真正取代鳄梨酱，所以如果您非常喜欢吃有坚果感觉的鳄梨或多汁的鳄梨酱，用不着欺骗您自己，慢慢吃，隔段时间吃一次就可以了。”

苹果日

政府提倡我们每天应该吃5次水果和蔬菜，然而这听起来似乎很多，好像有些难以做到。贝蒂·诺林博士，作为洛杉矶的一个营养学家和美国营养学会的发言人这样说道。

诺林说，“早餐时喝1杯橙汁和半杯葡萄汁便可做为1次。同样下午吃快餐时可加1片水果，您在晚餐时可能会配上烤土豆和一份沙拉，这都可以算作1次，所以说一天吃5次水果和蔬菜是不难实现的。”

吉露果子冻：胆固醇替代品

儿童时代您吃果冻可能是当您生病时或者仅仅出于新奇好玩，尤其是当妈妈给加上香蕉片或草莓片时。

1897年以来，众所周知的吉露牌果子冻开始风靡。如果您已多年没有吃果冻或只是为孩子而准备，那么吉露牌果子冻类的食品值得您去注意，因为果子冻中的胶原有助于您控制体重和降低胆固醇。

胶原是从动物骨骼和皮肤中提取出的高纯度的蛋白质。它不含脂肪，碳水化合物或者胆固醇。而且它所含的热能很低：每半杯中只有80卡。对于您的心脏和体重都是有好处的。而且，如果您将您所喜欢的果冻配上苹果片和柑桔片，这些水果中的胶质也有助于降低胆固醇。

此外，研究显示胶原对于有轻度关节问题的人们也是有益处的。关节处被炎症和重荷所破坏的软骨，主要是由胶原质所构成的。瘦肉或禽肉中富含脂肪和胶原的组织是有益健康的，但在过去我们从食物中所获取的胶原是有限的。在您的膳食中补充果子冻，它主要是从胶原中提取出来的，将会弥补这一不足。

大蒜——一个积极的动脉硬化斑攻击者

如果您喜欢吃加人很多蒜的意大利面食(或者其它以这个洋葱家族中有芳香气味的成员所做的菜肴)的话，那么您已不知不觉地走上了通往心脏健康的道路。大量的研究表明大蒜有助于降低高胆固醇水平。

大蒜含有蒜素，这是一种化合物，当大蒜被切碎、挤压或烹饪时便可被激活。大蒜素所含有的硫黄和氧反应后的分解产物使得蒜具有独特的气味，而且医学专家预测这些分解产物使得它具有与众不同的降胆固醇特性。

大蒜同时也抑制血小板凝集，防止血栓形成，而血栓可诱发心脏病和中风。同时大蒜也能激发血液中自然的溶栓过程，有助于清除形成的血栓。

但是这种有芳香气味的草药，并不是仅仅因为它对健康的益处而受到尊重。从意大利到印度的许多国家，对这种“刺鼻的玫瑰”有着长期的喜爱，美国人每天要消费250,000,000磅新鲜的大蒜。如果您愿意只清洁自己动脉而不愿意对您呆的房间气味带来异味，那么您可以选择大蒜的提取物，它们呈无味的片状或粉状，可产生大蒜对健康有益的作用而对您周围人的鼻子不构成刺激。

大蒜对健康的益处

大蒜的降胆固醇的作用虽然还没有定论，但是越来越多的例子说明大蒜与总胆固醇和LDL胆固醇的下降有着相关性。

位于新奥尔良的图兰医科大学的研究人员，对42名高胆固醇血症的男女志愿者们，分别每天给予900毫克大蒜提取物(分装三个胶囊)或安慰剂。12周后，服用大蒜提取物的人群的总胆固醇的水平下降了6%，从262mg/dl到247mg/dl；而他们的LDL胆固醇明显下降了11个百分点，从188mg/dl到168mg/dl。(全国胆固醇教育计划建议LDL胆固醇不应超过130mg/dl)。与之相比，服用安慰剂的人群的总胆固醇和LDL胆固醇的水平只分别下降了1%和3%。

在欧洲进行的一项研究中，40名高胆固醇血症的病人每天服用900毫克大蒜粉或安慰剂坚持16周。服用大蒜粉组的总胆固醇平均下降21%，同时他们的甘油三酯(另一种与心脏病相关的血脂指标)下降了24%。服用安慰剂的总胆固醇仅下降了3%，而甘油三酯则下降了5%。

在印度泰戈尔医学院，222名有心脏病发作史的人每天服用6-10克大蒜(大约2到3瓣)持续3年以上。另一组的210名人每天服用安慰剂。吃大蒜者不仅胆固醇水平平均下降了9%，他们心脏病再次发作的危险性也有所下降。安慰剂组的胆固醇水平没有改变。

专家们还不能肯定对大蒜降胆固醇的作用,究竟有多少虚夸的成分。荷兰进行的一项研究证实,每天服用7-28瓣蒜有降胆固醇的作用。值得注意的是，美国最近的一项研究证实，更小剂量的蒜也能起到同样的作用。

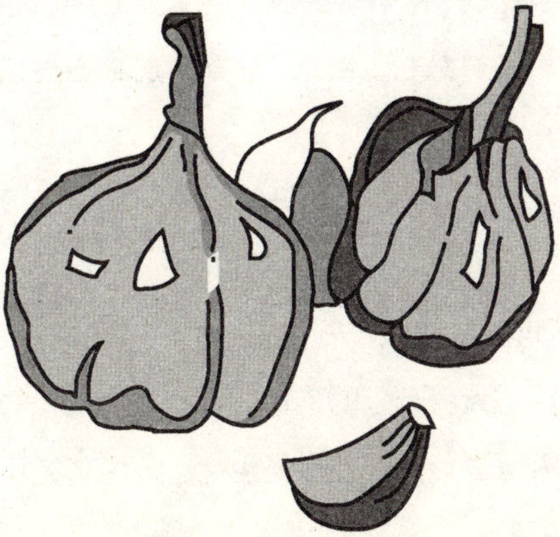

纽约医学院的斯蒂芬·华沙博士和他的同事们，从五项关于大蒜对胆固醇水平之影响的研究中获取数据，涉及400余人。据斯蒂芬·华沙博士对这些人群的分析显示，每天吃一瓣半或一瓣的大蒜看上去可

降血胆固醇9%。

对大蒜喜好者的建议

不管您是个喜欢琢磨大蒜用法的大蒜迷，还是希望找到简便的方法将这种健康食物用在您的膳食中，您都会从以下的几点建议中受益。

● “食用大蒜最简便的一种方法是将它切碎后，进行压榨，然后用橄榄油炒，您也可以把它加入汤中和其它菜肴一起炖，这样都会有大蒜的美味。”哈勃特·皮尔森博士说。他是威斯康星州吾得维尔预防医学营养协会副会长，也是位于洛克威尔州玛丽兰市、国家癌症协会预防癌症食品计划的投资人。

● 将大蒜加入到沙拉调料和腌泡汁中，马丽当·克斯罗特博士这样建议，他是加里福尼亚的一个营养学家，也是加里福尼亚营养协会的发言人和《快餐食品》一书的作者。

● 如果您不喜欢食用新鲜的大蒜，而喜欢商店里加工好的蒜泥或溶于油中的蒜丁。您还可以试一下蒜粉(将蒜瓣脱水后磨成粉)、蒜油(蒜瓣经蒸馏而成)或者熟蒜提取素(一种溶于水的大蒜制品)。一个大蒜瓣相当于半茶勺蒜粉和一茶勺蒜丁。

● 将蒜丁置于油中放入冰箱中保存，蒜粉则应放在阴凉的柜中。

● 将大蒜加入到您的橙汁中。对，您说的很对。“将能改变气味的物质像成熟大蒜提取物加到橙汁中，果汁可以掩盖大蒜气味。”哈勃特·皮尔森博士说。他的配方是：将3杯8盎司的橙汁混匀，一大杯橙汁加一汤勺大蒜提取液。

● 如果您不喜欢大蒜的味道，那么您可以考虑试用大蒜浓缩粉(在保健食品店和药店都有售)。这些浓缩剂在华沙博士的研究中经过分析，每900毫克的剂量相当于2.7克的新鲜大蒜。

● 不要使用大蒜盐。这种产品由于含有钠，会引起血压的升高。而且大蒜盐没有新鲜大蒜所有的保健作用。

大量食用大蒜还会带来其它的副作用，比如像烧心、胀气、皮肤刺痛，在一些敏感体质的人群中还会有过敏反应。如果您有过这些大蒜带来的不适，则应减少大蒜的食用量，哈勃特·皮尔森博士建议说。或者将大蒜进行烹饪而不是生吃。他说烹饪可以减弱大蒜的刺激性。

另外，哈勃特·皮尔森博士还建议说，既然大蒜已被证实可以延缓血栓的形成，如果您正服用抗血凝药，在吃大蒜或大蒜浓缩剂前应咨询您的医生。

大蒜入餐——恰当处理

在您下次吃或烹饪大蒜时试用一下这些简单的方法：

避免大蒜口臭

喜欢吃大蒜但是讨厌大蒜口臭？试着将大蒜烘烤一下，奥德莱·科洛斯博士这样建议道，她是纽约哥伦比亚大学人类营养学会的临床副教授。她说，“大蒜烘烤后可以减少它的气味和刺激性，将大蒜涂上橄榄油以防水分挥发，然后将整瓣进行烘烤。”

避免手上沾有大蒜味

如果您更想用新鲜的大蒜而不是陈旧的，但是您又不想让您的双手沾有大蒜气味的话，可以考虑买一个电动切碎机，大蒜在几秒种内便会切碎备好。加内特兰普克博士，一位加里福尼亚莫尼卡桑塔的营养学家，同时也是美国膳食协会的发言人建议说。

葡萄汁——戒酒者的选择

像这本书在其它方面所提到的，适量饮酒和其它酒精饮料可以提高“有益”的HDL胆固醇，降低冠心病发作的危险性。但是如果您不太愿意接受这个观点的话，这里还有个好消息：据一项研究表明，葡萄汁具有酒类同样的益处——包括抑制红细胞聚集形成血栓而诱发冠心病的作用。葡萄汁要成为心脏敏感的戒酒者的选择，还需要更多的研究证明。

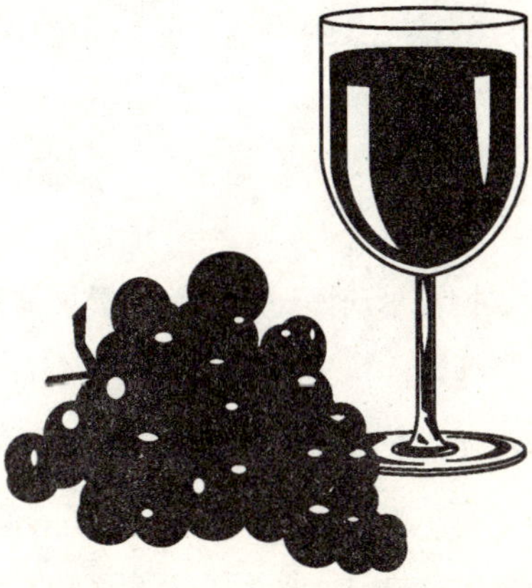

类黄酮的作用

麦迪逊市威斯康星医学院的动脉血栓病研究所和预防实验室的主任约翰·福尔茨博士说，抗氧化化合物类黄酮被证明可以用降低血小板的凝集反应，从而减少冠心病和心梗发作的危险性。类黄酮物质在葡萄的皮、茎和种子中都有发现，福尔茨博士说。

在威斯康星大学进行的一项研究中，研究参与者即福尔茨博士和他的几位同事，每天喝不同量的葡萄汁，然后他们互相进行血液化验以监测血液的凝集活性。狗也被用另一种方法进行了实验。研究者的结论是：紫葡萄具有和红酒同样的抗凝集作用。（相比红色和白色品种而言，福尔茨博士和他的同事更倾向使用紫葡萄，因为据福尔茨博士讲，颜色深的葡萄汁含有更多的的类黄酮物质。）

既然类黄酮物质有800到900多种，“这将是一个很庞大的任务去检测哪种类黄酮的作用最显著。”福尔茨博士说。他的研究表明，栎精作为类黄酮的一种，对血小板的抗凝集作用更强。“栎精是一种比维生素E还好的抗氧化剂，所以它可以通过抑制‘不良’的LDL胆固醇的过氧化反应，而减少心脏病发生的危险性。过氧化化学反应过程可使LDL胆固醇的粘附性增强，从而更易在动脉壁贴附。”福尔茨博士说。

另一项研究推测反藜芦酰——葡萄皮中产生的一种抗真菌的化合物，可能有助于降低胆固醇。比如说一个实验中证实，纯化的反藜芦酰看上去对大鼠的胆固醇有降低作用，葡萄汁中反藜芦酰的含量比其它许多酒都要多。但是福尔茨博士还是强调了栎精或其它类黄酮物质的抗凝集作用，使这种水果具有了对心脏有益的特性。他说，“反藜芦酰并没有表现出抗血小板凝集的特性。”

葡萄汁该喝多少适宜？

据福尔茨博士的说法，看来葡萄汁应喝能产生预防效果的红酒量的三倍较为合适。他说，“我们的研究发现2杯红酒便有可检测到的抗血小板凝集效应，可能6杯葡萄汁便可起到同样的效应。”

福尔茨博士还建议说，除了喝葡萄汁外，您还可以通过吃更多的新鲜水果和蔬菜来摄取类黄酮。他说：“苹果中含有大量的栎精，椰菜和羽衣甘蓝也是不错的选择。”

加古尔——一种名称有趣益处显著的草药

您也许听说过加古尔(guggul)，近年来由于它对心脏的益处，而受到了众多的关注。

加古尔其实是一种印度沙漠树的树液或树胶变硬后形成的。这种印度草药已闻名多年，被印度医生用于治疗像风湿性关节炎之类的免疫系统紊乱病。目前它被证明可降低胆固醇和其它血脂水平。

它是如何发挥作用的？一些研究(大多数是在印度实施的)对于加古尔的几种活性成分进行了分析鉴定。其中的两种成分，加古尔脂和加古尔酮有降血脂(胆固醇和甘油三酯)的作用，尤其是对于小动物和人类。从理论上讲，加古尔可促进肝脏加强对脂肪和胆固醇的燃烧作用。

印度的一项研究显示：服用过加古尔提取物的人群中，有80%的人胆固醇和其它血脂水平下降了30%。但是一些美国的营养学家对于那个研究的可靠性却持怀疑态度。

尽管加古尔也是治疗肥胖的一个传统药方，但它不是万能的。它可能有助于减少体脂和胆固醇，但是必须在有合理的饮食和运动的前提下。

尽管有人报道服用加古尔偶而会有胃部的不适，但加古尔看来还是非常安全的。甲状腺机能亢进的人不宜服用加古尔，另外孕妇也不宜服用，因为它能促进子宫收缩。

如果您的医生建议您首选加古尔，那么要找一种对加古尔脂成分注有“标化”的产品，然后每2天服用500毫克。

高纤维谷类——完美的开端

谁说谷类只能做早餐？当然不是典型的美国人。实际上，在一项调查中90%以上的人们说他们至少一星期要吃1次凉谷类食品，平均大约每星期能吃4.5次。40%的人说他们吃凉谷类食物是作为快餐，几乎25%的人说，他们是偶然在晚餐时会打开脆玉米片吃的!

这确实是一个好消息，如果全谷类是高纤维食品的话。许多谷物以一碗作为一个能量单元，可以提供一天能量所需的复合碳水化合物、维生素和矿物质，并且几乎不含脂肪，爱德森医学博士这样说，他是肯塔基州医学院的医学和临床营养学教授，是《爱德森博士的高纤维健康计划》一书的作者。他说，更重要的是，像燕麦胶和亚麻这些品种是有降胆固醇作用的可溶性膳食纤维的良好来源。所以如果您早晨一睁眼就喝一勺低脂高纤维的的谷类食物，或者在下午休息时作为快餐的话，那么这是您给自己心脏的一个好礼物。

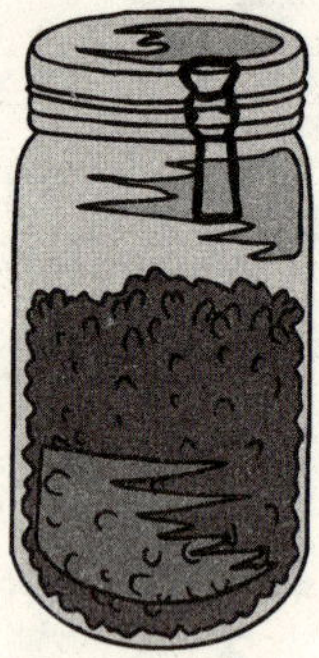

当然，“那些非天然的高糖谷物，似乎是不含有这么多的可溶性纤维。”爱德森博士说。更糟糕的是，这些所谓的全天然食品，是由坚果、蜂蜜、干果和其它一些使人发胖的高能量成分构成的。爱德森博士说，当您在选择谷类食物时一定要明鉴。

每匙饭中的胆固醇

一些研究对富含纤维的谷类对血胆固醇的影响作了分析。在一项研究中，位于明尼阿波利斯的明尼苏达州大学研究人员，对58人进行了6周的低脂、低胆固醇饮食的研究。在接下来的6个星期中，这些人仍然给予同样的饮食，但是有一点调整：一组同时也食用富含胶质亚麻酸的谷类食品，另一组同时食用玉米饼，它们不含可溶性纤维。

仅进行低脂饮食的人总胆固醇水平下降了约4%。但是进行低脂和富含栎精谷物饮食后的人们的总胆固醇水平却下降了6.4%，他们的LDL胆固醇同时下降了8.4%。而那些同时食用富含亚麻酸谷类食品的人发现他们的血脂下降更多：总胆固醇下降了9.2%，LDL胆固醇下降了9.7%。而吃玉米饼者的总胆固醇和LDL胆固醇水平都没有改变。

在另一项研究中，多伦多大学的研究人员，让18名高胆固醇血症的人们吃富含亚麻酸的谷物或含麦麸的谷类食品。2周后，食用加有亚麻酸的谷物的人群的总胆固醇水平下降了8.4个百分点，他们的LDL胆固醇水平明显下降了11.1%。研究人员认为富含亚麻酸的谷类食品有助于降低冠心病发生的危险性。

请仔细进行阅读

不论您逛任何一家超市的谷类食品区，您都会看到对健康有益的富含纤维的谷类食品和一箱箱糖衣食品竞争空间。不要被那些看起来有营养其实不然的谷类食物所迷惑。以下的几点建议有助于您最大限度的利用谷类食物的降胆固醇作用。

● 选择每顿至少含有3克纤维和1克以下脂肪的谷类，爱德森博士建议说。

● 考虑选择含有丰富的亚麻酸的产品，它们可溶性膳食纤维的含量很高，威廉姆·查斯特里医学博士说，他是伯明翰心脏研究所的医学主任，负责马萨诸塞州麦特罗医学中心的一个知名项目。“将每天的高脂饮食，如鸡蛋和咸肉以富含可溶性纤维的谷类和脱脂牛奶的饮食所代替，在一个月内可降低胆固醇8%–16%。”您会发现市场上有几种品牌，包括布瑞布德牌(Bran Buds)和费伯韦丝牌(FiberWise)。查斯特里博士说。

● “尽量选择全谷类食品。”米切尔·克兰波医学博士建议说。他是皇家太平洋矿泉疗养地的健康顾问，也是《素食营养——完美简单》一书的作者。而位于俄克拉荷马市的俄克拉荷马大学保健中心营养系的助教，克斯德非尔博士建议说，“包装箱上应该注明‘全燕麦’、‘全大麦’或‘全黍’。卡什是值得一试的品牌，它主要是燕麦、长粒稻米、裸麦和其它谷类的混合。这真是一种完美的组合，冷吃热吃均可。”

● 尽量不要食用格兰诺拉麦片之类的谷类产品，因为它们通常含有脂肪。如果您对低脂的格兰诺拉麦片有偏爱，但是要确定它同时也具有低糖、低盐和热的特点。

● 将脂肪的摄取量减到最低，用脱脂牛奶(脂肪含量在1%–2%)配谷类食物。

● 将谷类食物配以水果。桃、草莓、香蕉和葡萄干可增加膳食纤维的摄入量。

● 如果您喜欢将谷类食品加热食用，而又不想总吃燕麦粥的话，可以试一下大麦、炒荞麦仁(或荞麦粥)或黍，它们都可以在超市或保健食品店买到，爱德森博士建议说。您可以用同样的方法进行烹饪或以微波进行加热。唯一要注意的是：加入奶油或牛油会失去谷类食物降胆固醇的作用。您可以将您所喜欢的水果风味的脱脂奶酪搅拌进去代替，爱德森博士建议说。

● 将凉的燕麦粥和脱脂奶酪混合就是一顿有风味的低脂快餐。

瘦肉——“红色恐惧”的结束

如果您的胆固醇有所升高的话，您就应该避免吃红肉(瘦肉)，对吗？

这是没有必要的。不管您曾经听说过什么，专家说您用不着完全因为控制胆固醇而远离牛排和夹肉饼。在低脂低胆固醇膳食中食用红肉的关键是去吃一些瘦肉，苏珊·克雷诺博士说。她是西雅图的营养学家和《完美烹饪》一书的作者。

而且红肉还是蛋白质、铁、锌和B族维生素的良好来源。但是摄入少量红肉的观点得到认同经历了很长的时间，一些专家还在反对经常食用烤牛排。“红肉含有大量的饱和脂肪，所以您不应该过量食用，”一位加里福尼亚桑塔莫尼卡的营养学家，加内特兰普克博士建议说，她同时也是美国营养学会的发言人。

远离脂肪

对于许多美国人来说，吃巨大的排骨和烤牛肉已经是过去的事情了。根据老年营养研究中心(USDA)的报告，我们对牛肉的消费量，从1976年的人均88.8磅下降到1992年的人均62.8磅。

但是当美国人在恐慌中放弃了红肉时，国内的牛肉厂家进行了创新：培育含瘦肉更多的杂交牛品种，给小牛低脂饲料(减少牛肉中的脂肪含量)，同时在牛年龄较小的时候便屠宰进入市场，这时候它们所含的瘦肉比较多些。在牛肉养殖和加工业方面的变化，使得一定程度上红肉的脂肪含量、胆固醇和热能的含量有所降低。据国家养牛协会的调查，实际上零售牛肉的含脂量，从1990年到1991年已下降了27%。“这些红肉的瘦肉部分的含脂量甚至比鸡腿还要低。”亚利桑那州克里克谷的一位营养学家，同时是美国营养协会的发言人塔米贝克博士说。

不是牛肉的牛肉

一些研究已经在支持这个观点，认为牛肉可以成为低胆固醇膳食的组成部分。在位于休斯敦的贝勒大学进行的一项实验中，两组有高胆固醇血症的人们被安排5周的固定膳食，其中40%的热量来自于脂肪。然后这些人进行两类低脂膳食的试验：吃鸡胸脯肉或瘦牛肉(剥去腰部牛排)坚持5周以上，这些牛肉的脂肪含量为8%，而鸡肉的脂肪含量为7%。

5周后，两组的总胆固醇水平都有明显下降——吃牛肉者为7.6%，吃禽肉者为10.2%。给予两种膳食的人的“不良”的LDL胆固醇水平也有显著下降，尽管没有达到理想的水平。研究者们认为瘦牛肉和鸡肉在低脂低胆固醇膳食中是可以互相代替的。

在澳大利亚的一项研究中，研究者们安排10个人摄入脂肪含量很低的膳食，其中含有剔除脂肪的瘦牛肉。在1周内这些参加者的总胆固醇含量有了显著下降。但是加入牛脂(以油的形式)后，总胆固醇水平便有所上升。研究者们断定是牛油而非牛肉有升高胆固醇的作用。因此，他们写道：经测试发现加入瘦牛肉(不加入牛油)的低脂膳食同其它低脂膳食一样有降低胆固醇的作用。

对食肉者降低胆固醇的一个膳食指导

要想在低脂低胆固醇膳食中加入红肉，购物时要遵循这些原则并采取这些建议。

● 选择最瘦部分的肉。如果您是买猪肉，最好选择腰、腿、肩部位的，如果买羊羔肉则挑前腿和腰部的。

● 一般来说，精选牛肉含有的脂肪比“初选”牛肉少20%，比“原始”的牛肉少40%。精选瘦肉经绞碎后按重量来算少于10%。

● 您可以通过观察来估计一块牛肉的脂肪含量，马里丹克斯鲁克博士说。他是加里福尼亚贝福莱希尔斯的营养学家兼发言人，《快餐膳食》一书的作者。他建议道，“您可以观察一下这块肉含有多少像大理石花纹般的肥瘦相间的肉，这样的肉越多的话所含有的脂肪越多。

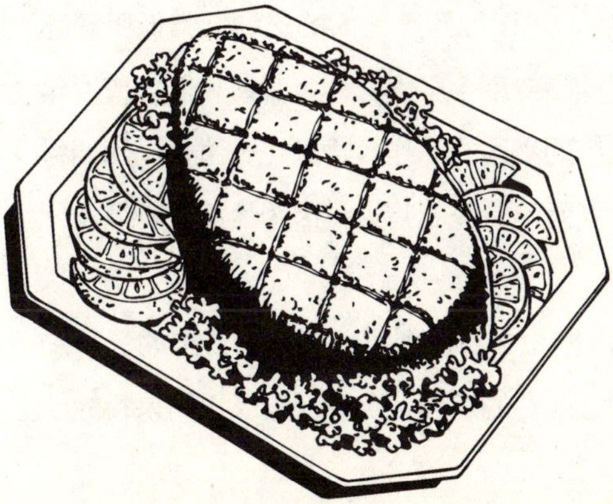

● 贝克建议说，“每周只吃2次，每次的量不宜多，每次吃3盎司就可以了，大小大概和您的手掌差不多。”克雷纳博士也同意这种做法，“吃16盎司牛排的时代已过去了。”

在您烹饪前将您能看见的脂肪剔除，所剔除的脂肪对肉的味道影响不是太大，但却可以使您少摄入脂肪和热量。

“如果想吃肉的话，最好烤一下再吃，这样做可以使脂肪与肉分开，但是不要在碳火或火炉上烤，否则会产生呛人的烟尘。”吉恩斯皮勒博士建议说，他是加里福尼亚洛杉机健康研究中心的主任，同时是《膳食金字塔》的作者。

如果您不知道这3盎司的牛肉如何才能做好，看下面的创新建议：要把肉当作一道菜的一种配料而不是把它当作一道菜，贝福莱希尔斯的营养学家艾福伦·特里波博士建议说。“3盎司的牛肉配上意大利面条将是很美味的，或者用牛肉馅炒熟后，做一个低脂的牛肉汤再加入一些脱脂奶油而非酸奶油。”

莱普克也同意这样做，并建议道主菜应该以更多的谷物和蔬菜为主，而牛肉只应起一个辅助作用。她说，“比如您想做一个炖肉的话，您最好多加些鹰嘴豆或蔬菜，而牛肉可少放些。”

● 在要求用牛肉的菜谱中以火鸡肉或鸡肉代替。以火鸡夹肉饼来代替汉堡包，在面包片中夹上碎火鸡肉来代替碎牛肉。“但是肉中的脂肪含的越少，肉可能变得越干。”特里波博士说。她建议可以在碎火鸡肉中加入一个中等大小的苹果。“苹果会使火鸡肉的口感更好而不增加多余的脂肪。”她说。

● “将肉浸泡在调味剂中。”玛丽莲赛里诺博士，一位费城宾西法尼亚医院的本杰明·福兰克林健康中心的营养学顾问建议道。一种美味的腌泡汁可以由新鲜的橙汁和少许酱油、橄榄油、蒜、姜混合即可。“如果肉质较硬的话可以过夜，您可以将所要煎炒的肉条或鸡肉腌在腌泡汁中。”赛里诺说。

● 如果您不情愿放弃夹肉饼和油炸食物，可以按照美国人的这种低脂低胆固醇配方来做。用全麦面包代替白面包，并且用低脂或不含胆固醇的蛋黄酱和低脂或脱脂的奶酪来代替传统的蛋黄酱和美国奶酪。把您的高脂的油炸食物放在一边，以加调料用火炉烤的来代替。除了主食外再放一碟烤豆而不是腌制猪排，因为烤豆含有很多纤维尤其没有脂肪。

● 贝克建议道，如果您不得不以夹肉饼作为快餐，您可以要一个小些的、不加像奶酪、蛋黄之类的点缀，不要额外加酱油。同样的道理，选择低脂或无脂果料的沙拉，或者不加酸奶酪或牛油的土豆。

低脂和脱脂奶酪——脂肪去掉，风味依旧

当您开始认识到这类食物像棒球运动和妈妈的苹果派一样被人所看重时，您可能会疑惑：奶酪这种曾遍被认为是健康膳食的组成部分，为什么开始遭到如此非议呢?如果您要想降低您血中的胆固醇，答案很简单：食用富含太多奶油的奶酪，会使您的血脂升高，并促使您的冠脉血管阻塞，其速度甚至超过您食用“双层奶酪比萨饼”。

但令人高兴的是，爱吃奶酪的人们认为，低脂的奶酪可以像全脂奶酪一样可口而美味。您甚至可以尝试一下脱脂奶酪，这种奶酪不含一点脂肪。尽管您可能从未将低脂或无脂的奶酪和美味法国布里白乳酪混淆，不过您还是可以让这些东西成为低脂低胆固醇膳食可口的一部分。请看一下应该怎么做。

避开脂肪是最根本的

奶酪是一种牛奶的浓缩形式，制作1磅纯奶酪要用掉8磅的牛奶。在许多全脂奶酪中有60%或者更多的热量来自于脂肪。而1盎司的英国切达奶酪，瑞士奶酪、蒙特里杰克干酪及门斯特干酪含有8-10克的脂肪，仅仅看一下这些食品的标签就会令您感到十分紧张。

这里有一个好消息：现在的牛奶厂家已经开始根据公众的要求制作更加健康的奶酪，他们生产的奶酪当中仅有10%或更少的热量来自于脂肪。同时每盎司中的脂肪含量也降低到了2克或更少。所以如果您路过卡门波特超市熟食部时，看到法国布里白乳酪和其它新奇的奶酪时，只要遵循几点原则，您仍然可以对奶酪表示欢迎。

专家们说，选择健康奶酪的关键是您要仔细阅读商品标签说明。来自迈阿密大学医学院、梅尔曼中心营养部的主任雪拉贝克博士建议，选择那些总脂含量和饱和脂肪的含量均低的奶酪，这样来自于脂肪的热量所占比例就较低。

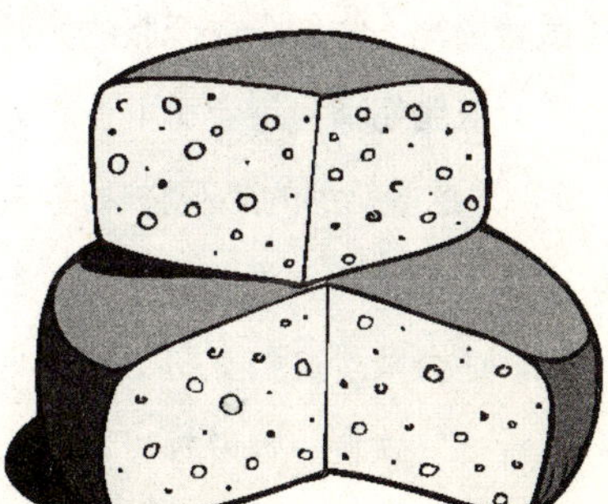

吉恩·斯皮勒博士是洛杉矶加利福尼亚健康研究中心主任、《膳食宝塔计划》一书的作者，他

建议应选择那些脂肪含量低于蛋白质的奶酪。例如，斯皮勒博士说如果一种产品中含有20%的脂肪，15%的蛋白质的话，那么就不应该列入您的购买对象。

另外，卢斯劳恩伯格博士，纽约的一位营养专家说，要想控制血中的胆固醇含量，奶酪中的脂肪含量要比膳食中的脂肪含量更应得到重视。美国心脏协会推荐成年人每天从膳食中摄取的胆固醇含量应低于300毫克。但是不要忘记：1份1盎司的美式奶酪含有26毫克胆固醇,但却含有9克脂肪。如果您要进行低脂饮食的话，这个含量有些太高了。

来自法国的一个小建议

您不能放弃对全脂奶酪的喜爱吗？您大概可以效仿法国人(法国拥有世界上最多的奶酪食用者)的做法。纽约市哥伦比亚大学、人类营养研究机构的临床医学副教授奥得利·科洛斯博士说，“法国人吃的奶酪脂肪含量非常高，但是他们吃的很少，还要和许多面包水果一起食用。美国人则好像为了得到某些满足而喜欢大块大块地吃奶酪。”

科洛斯博士继续说道：如果我们想吃一些美味的食物，我们最好少吃一些，因为只要让我们的胃口得到一些满足就可以了。试着吃1盎司您喜欢的食物，而不是一堆5盎司您不喜欢的东西。同时您在吃奶酪的时候还可以同时吃一些面包和一片水果而不是油腻的饼干。

低脂还是无脂？

如果您希望能通过减少全脂奶酪的摄入量来降低您血液中的胆固醇，那么您可以试着去吃一些低脂或无脂的奶酪。下面就是低脂奶酪和脱脂奶酪之间的区别：

低脂奶酪　每盎司中含有3克或3克以下的脂肪，比全脂奶酪的脂肪含量少20%–50%。这些奶酪的外观和味道与高脂奶酪很相似，芝加哥营养学家、美国膳食协会发言人阿里西亚·莫哥斯塔尔博士说，“低脂奶酪甚至可以像那些全脂奶酪一样易被融化，适合做沙拉和土司奶酪三明治。大多数人都非常喜欢低脂奶酪。”如果您已经在进行低脂饮食，她说相对于无脂的食物，您可能更愿意选择一种低脂奶酪。

脱脂奶酪　这些产品中几乎不含脂肪，如果从不太严格的意义上讲。要找到一种脱脂奶酪的味道和全脂奶酪一样，那简直是不太可能，我们来看一下为什么。全奶酪特有的味道、口感和风味主要来自于牛油。为了使奶酪中不含脂肪，牛奶生产厂家用一些脂肪替代品——浓缩牛奶或者其它混合物来代替牛奶中的脂肪。莫哥斯塔尔博士说，“脱脂奶酪因此有了和低脂奶酪不同的特性，并且它们还不太易融化。因而脱脂奶酪的味道很淡——有些人称之为乏味。”

但是现在许多人已经开始喜欢脱脂奶酪了。他们有什么秘密做法吗？使用一些烹饪技巧。劳温博格说，“如果您正在食用的奶酪脂肪含量按重量减少了50%，那么您可以用一些带创意的方法去做它们，将它们和其它一些食物一起来做的话会使它们更有风味。”

对奶酪嗜好者的一点建议

您选择的奶酪种类、您对它们的处理方法的不同将会带来不同的效果。下面几点建议可能会对您有帮助。

● 寻找低脂“替代品”。这里有一些可替代您所喜欢的全脂奶酪的低或无脂类品，包括切达干酪，蒙扎干酪、斯维士奶酪和美国奶酪。“试着将它们做得更有味道些，您会发现不同品牌的同类奶酪风味会有很大差别。”艾福伦·特里波博士这样说，他是加利福尼亚的营养学家，同时是《健康家庭烹饪》一书的作者。

● 试着在低脂或脱脂奶酪中加一点儿高脂奶酪。劳温博格说，您可以在沙拉当中加几块蒙扎奶酪，然后再往沙拉上面撒一些蓝色的奶酪。这样就可以在不用大量高脂奶酪的情况下而品尝到奶酪的美味。

● 使用一些调味品可以使奶酪具有特别的风味。劳温博格说，“如果您在做三明治的时候加入脱脂奶酪，您一定不能忘记加入生菜和西红柿，然后再试着在上面撒上一些用山葵根制成的调味品，这样可以增加奶酪的味道。”

● 劳温博格建议说，将2%的山奶酪和沙拉裹料粉混合是非常美味的蘸料。她说如果一种蘸料中需要用酸奶酪的话，可以用2%的山奶酪和低脂酵母来代替。

● 用脱脂奶酪来代替不需烘烤的奶酪饼和冷藏甜点。在热的意大利面食当中加入无脂的奶酪(加上您所喜欢的香草或调料)，就是一道有奶酪味的阿富里多式的沙司。

● 喜欢法国布里白乳酪的味道吗？ 试一下这种仿布里白乳酪风味的食物，苏查普曼说，他是加利福尼亚的厨师总管。将1份布里白乳酪和4份脱脂奶酪混在一起，加入一些迷迭香，将它们和成团再撒些面包渣，进行烘烤。

● 下次您再做宽条面包时，用低脂的意大利乳清干酪代替全脂奶制品。半杯乳清干酪含有9.8克脂肪，而同样质量的全奶制品中却含有16.1克脂肪。

● 前面已经提到，脱脂奶酪不易融化，所以在焙烤时不要将它们放在最上面。特里波建议道，“脱脂奶酪尝起来有些像烤椰子的味道，我喜欢用低脂奶酪来代替。”同样，无脂蒙扎奶酪用在烤面包上要比用在比萨饼上好，她指出，如果您想在沙司中用脱脂奶酪，“尽量将它切碎，这样它会更好融化。”特里波建议说。

人造黄油——重新认识一下

我们在90年代所吃的牛油要比在70年代的少28%。许多人由于注重他们的胆固醇水平而放弃了牛油的食用：大约有3/4的美国人在他们早餐的面包片上涂人造黄油。

但是我们现在还是听说了一些典型的证据，证明了人造黄油、许多快餐和焙烤食物中，发现了一些顺式脂肪酸(脂肪的一类)，其对“不良”的LDL胆固醇有升高作用，同时却降低了“有益”的HDL胆固醇，从而增加了心脏病发作的危险性。

幸好还不全是坏消息。大多数情况下要取决于您所选择的黄油的种类。黄油越是流动性好(例如呈液态)，这种顺式脂肪酸的含量就越少。

吸上来的脂肪？

顺式脂肪酸是食品技术革新的一种副产品。人造黄油大部分是由非饱和油制成的，比如像玉米油、菜籽油和红花油等等，还可以举出很多这样的例子。不饱和油在室温下是液态的，为了使它们变成固态，工厂中要用氢气通过加氢作用的过程将它们吸上来。来自迈阿密大学医学院、梅尔曼中心营养部门的主任雪拉贝克博士介绍道：“氢化作用使得脂肪变硬，举个例子，固态的黄油要比液态的黄油更多地被氢化。”

氢化作用同时也生成了顺式脂肪酸。具有讽刺意味的是，不饱和脂肪酸通过化学的加氢作用变得更加饱和了。

尽管如此，包括美国心脏协会在内的一些专家仍然认为，选择人造黄油要比牛油好。为什么？因为牛油中含有许多的容易导致血栓的饱和脂肪酸，这种物质已经被证明可以升高血胆固醇的水平，增加心脏病发作的危险性。每一汤勺牛油中含有7克的饱和脂肪，而人造黄油中仅含有2克。

“研究表明，尽管顺式脂肪酸和饱和脂肪酸都会增加LDL胆固醇，但是饱和脂肪酸却对胆固醇水平的影响更大一些。”一位芝加哥的营养学家阿里西亚·莫哥斯塔尔博士说，她同时是美国膳食协会的发言人。而且，我们还应该再更多地摄取一些饱和脂肪酸，我们人体总热量的3%来自于顺式脂肪酸，相比之下，来自于饱和脂肪酸的热量占12−15%。

为什么人造黄油遭到反对？

对于人造黄油的争论几年前就开始了，当时一个荷兰人的研究发现顺式脂肪酸会升高人体的胆固醇水平。一些专家指出在那项研究中，受试者在3周内所摄入的顺式脂肪是美国人所平均摄入量的4倍之多。接下来的研究更是火上浇油，他们指出即使是很少量的顺式脂肪酸也会促使冠脉血栓的形成。

可能最具说服力的调查是在哈佛医学院进行的护理健康研究，在那项研究中，对87000名妇女的健康习惯作了分析。研究中得出的结论是那些每天食用4茶匙以上人造黄油的人，其心脏病发生的危险性比那些在1个月内食用人造黄油量少于1茶匙的高出66%。

但是众人说法不一。伯明翰心血管研究协会的医疗主任，威廉姆卡斯特里博士，他在马塞诸塞负责一项康复计划，他说国际上的研究表明，那些食用大量牛油的人群，心脏病的发病率更要高。他还说一项叫做“芬兰医院研究”的临床试验备受关注。他们发现那些食用6年多牛油的人与食用人造牛油的人相比，食用人造黄油的人其胆固醇水平下降了约15%，而心脏病的发病率更是大幅下降。

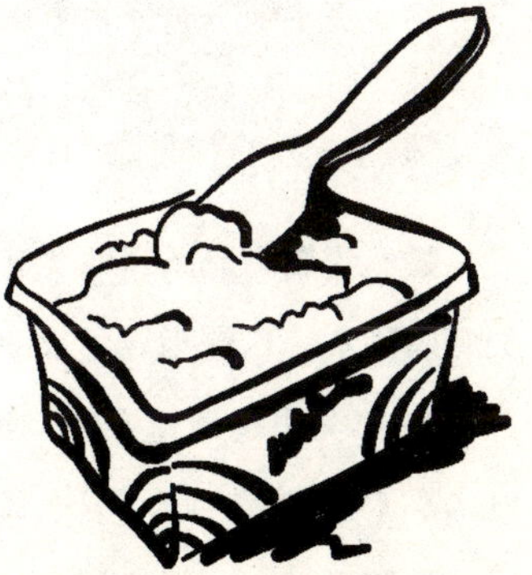

选择最健康的面包酱

专家说，现在您最大的赌注都放在如何减少饱和脂肪的摄入量。如果您仍然在使用牛油，改用人造黄油将是一个良好的开端。

“由于许多人造黄油比天然牛油中顺式脂肪的含量少，所以您所摄入的饱和脂肪和顺式脂肪酸的量都会急剧下降。”卡斯特里博士说。

人造黄油面包酱

普通黄油，食用黄油，黄油和牛油的混合油。如何将它们区分开来？它们之间的不同点可能比您所想到的要多。这个指导，从最健康的观念为出发点，可能会有助于将它们进行区分。

粉状牛油　您可以把这种非脂肪的替代品撒在一些像蔬菜和面条之类的含水分较多的经加热过的食物上。

食用黄油　这种产品，也被称为轻型黄油，含有大量的水分，而脂肪含量及热量都是普通黄油的一半，且这种黄油所含有的顺式脂肪酸一般比牛油的低。

普通黄油　这种产品中所有热量都来自于脂肪，但是这种脂肪主要是多不饱和脂肪，另外许多品种都不含胆固醇。

蔬菜油干酪　这种产品典型的特点是脂肪含量低于其重量的80%，但是，根据一位专家的说法，它们可能一点也不比普通黄油好。

黄油和牛油的混合油　这种产品的特点是含有15–40%的牛油，因此它们大概要比普通黄油所含有的饱和脂肪和热量要多。威廉姆·卡斯特里博士说:“我们应该避免吃这些东西。”

既然我们可选择的种类有这么多，那么从中选出一种真正有益心脏健康产品可能会有些困难，这些指导可能有助于我们。

● 第一也是最重要的，美国心脏协会建议我们，选择一种每汤匙中饱和脂肪含量不高于2克的黄油。“只选择那种将水分列为第一成分的黄油。”卡斯特里博士建议说。他解释道，这种产品中顺式脂肪酸和饱和脂肪的含量都很低，“我们要避开那些将部分氢化的蔬菜油列为第一成份的黄油，”他说。反之，可能的话要用那些天然没有氢化的油类产品，像加拿大双低油菜或橄榄油。在加工食品的过程中，选择那些未被氢化的油而不是被氢化的或是饱和脂肪。

● 可以考虑吃一种有降胆固醇作用的新品种，比如像班尼克(Benecol)和控制(Take control)等，它们的主要成分是植物，适合任何年龄的人群。斯旦诺·伊斯特博士说。芬兰研究者们，在已经进行了低饱和脂肪和低胆固醇饮食的81名6岁健康儿童中，对这种黄油的安全性和降胆固醇作用的大小进行了研究。在3个月中，这些孩子们的家长将他们的食物中20克(大约4茶匙)的脂肪，换成了这种黄油或普通黄油。研究的最后，他们发现在这群摄入植物黄油的组中，总胆固醇和LDL胆固醇水平都分别下降了5.4到7.5个百分点。而在其他被调查的人当中LDL胆固醇和甘油三酯水平都保持不变。很明显，这种黄油可以使那些已经开始食用低饱和脂肪和低胆固醇食物的健康儿童的总胆固醇以及LDL胆固醇水平下降，而且没有副作用。

● 不要用固态黄油，因为它被高度氢化。选择一些软质的液态黄油来代替，黄油越软，它们当中包含的顺式脂肪酸和饱和脂肪酸就越少。爱丽思·理切特斯坦博士，马塞诸塞塔福大学营养助教，波士顿老年营养研究中心的一位科学家这样说。

● 理切特斯坦博士建议说：“选择一种多不饱和脂肪含量的最高品牌的黄油。您可以选择红花油、太阳花油、玉米油或大豆油。如果可能的话，选择液态或半液态的品种，特别是在烹饪时。”她对3种不同的食物进行了比较：一份基础膳食，其中35%的热量来自于脂肪；一份加有大量玉米油和奶酪，其中30%的热量来自于脂肪；一份只加玉米油，脂肪提供30%的热量。研究发现，与基础膳食相比玉米油可以使LDL胆固醇水平下降17%，而玉米油加奶酪则下降了10%。

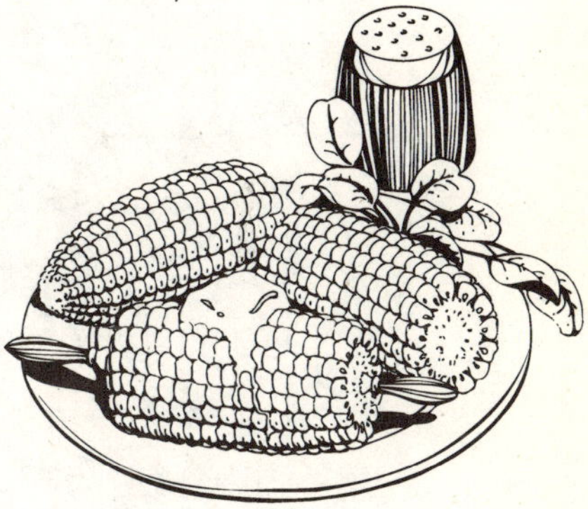

● 少用奶酪。理切特斯坦博士说：“我们想要在面包上涂上些什么，但是如果面包已经很美味了，我们就不需要这么做了。”还有一种选择，就是在您的面包上涂一些黄浆或果冻，这些食物不含有饱和脂肪。

● 理切特斯坦博士说："尽量不要用那些含有'半氢化蔬菜油'(顺式脂肪酸的另一种形式)的产品。尤其要避免吃油炸食物，蛋糕和小甜饼。"

最根本的原则：专家建议要摄入各类脂肪，包括奶酪，可作为调节。

班尼克(Benecol)和控制(Take control)：

用于面包、沙拉的，它们有益于体内胆固醇

超市中有两种新的产品：班尼克(Benecol)和控制(Take control)面包酱以及沙拉调味品。它们仅含有能降低胆固醇的物质。这种有用的物质是植物——斯旦诺伊斯特(stanol esters)，它可以阻止机体对胆固醇的吸收。

美国心脏学杂志所报道的研究表明，当班尼克被用在服用降胆固醇药的人群时，与单纯服药或使用其它面包酱作安慰剂的人相比，LDL血胆固醇额外降低了17%。

另外，在营养学杂志上所发表的一篇文章表明：植物stanol酯可以阻止肠道对胆固醇的吸收，从而降低总胆固醇和LDL胆固醇。由于斯旦诺伊斯特根本不能被吸收，所以它们有很好的降胆固醇作用。已经证明，每天吃2-3克的斯旦诺伊斯特(stanol esters)就可以降低10-15%的LDL胆固醇，而且没有副作用。

有人建议每天吃3次班尼克，1-2次控制是有益于健康的。(一份干酪1.5茶匙；一份沙拉裹料2汤匙)

班尼克(Benecol)和控制(Take control)面包酱有普通型和降脂型2种。班尼克裹料出现在意大利农场，具有奶油味和千岛及法国的风味，而控制被用于脱脂的蓝纹奶酪。如果您的胆固醇高，您就应该吃黄油和沙拉调味品，这些东西是您很好的选择。(它们是您控制胆固醇饮食的一部分，即使您正在使用降胆固醇药，但当您考虑进行大的食谱调整时，您最好还是现咨询一下您的医生。)

进餐次数——少吃多餐降低胆固醇

能够一整天地吃东西，在此过程中能够降低血胆固醇，这听上去简直难以置信。但是这里有这样一些事实：“吃零食”——整天多次少量地进食或吃小吃，要比我们所习惯的一日三餐能帮助我们降低几个百分点的胆固醇水平。

但是专家说：不要将多吃和多摄入热量混为一谈。吃热量高的奶油巧克力圣代或大的三明治这样的零食，对您的胆固醇水平和体形都是没有好处的。加利福尼亚大学家庭医疗部的教授、主席伊丽莎白·巴勒特科诺博士说：“我们所倡导的不是多摄入热量，而是将我们一天所需要的热量分配在更少的饮食当中。”

有一条这样的好消息：有研究表明，少量多次进食，对于降低胆固醇的益处似乎不会改变您全面的饮食。这到底是怎样实现的呢?

吃零食的好处

吃零食应该是一种普通的即食方式，巴勒特科诺博士说：“我们调查了一些在他们想吃的时候就少量进食的人，偶尔他们也会饱餐一顿。但是美国人却几乎每天晚上都要吃得很饱，这并不是一种健康的方式。”

机体可以更有效地处理少量的饮食，华盛顿特区乔治华盛顿大学、科学家沙顿艾德斯坦解释说：“人类天生就是吃零食的，这是我们的机体保持最佳状态的一种方式，如果您一天吃两到三次食物，而且每次吃很多，那么机体会无法承受的。如果您使得食物慢慢地进入体内，您就可以更有效地消化吸收。”

巴勒特科诺博士也同意这种观点。她说：“少量多次进食对身体具有更多的益处，如果您一次将大量的脂肪和热量摄入体内，那么机体将不能很好地处理它们。这超出了机体的代谢能力。所以一天只吃一到两次饭，可以很容易地使食物中的脂肪沉积在冠状动脉上，使您的胆固醇升高。”

如果您想得到更多关于少量进食对于心脏健康功效的证据的话，来自芝加哥西北大学医学院的副教授马拉·曼德尔森医学博士建议我们看一下，心血管疾病发病率较美国低的国家，如日本和中国。曼德尔森博士说：“这些国家的人吃得较少，这有助于消化，所以您完全不用使肝脏承受这么多的食物。肝脏过多负载的结果会导致游离脂肪和胆固醇沉积在动脉当中。”

四顿饭(或更多)比一顿好

研究人员发现在实验室中的动物当中，多量、少次进食的动物比起少量多次进食的动物其血胆固醇有所升高。巴勒特科诺博士说，经过多次饲料喂养可以减少心脏的发病机率而且寿命较长。

在人身上所作的研究似乎也证实了动物研究所得到的结论。艾德斯坦和巴勒特科诺博士和其他大学一起研究了2000多人的饮食。巴勒特科诺博士说，他们发现一天吃多顿饭的人，其总胆固醇要比那些一天吃一到两顿饭的人低了近9个百分点。另外，经常吃东西的人体内“有害”LDL胆固醇的平均水平，要比那些不经常吃东西的人低6个百分点。尽管那些吃零食的人要比那些吃两顿饭的人摄入了更多的脂肪、热量和胆固醇，但他们的血胆固醇仍然很低。而且他们发胖的可能性也小。

新泽西的研究人员，让19个血胆固醇水平正常的健康男性和女性吃普通的低脂食物，仅有一点不同：这些人他们花费两个星期来研究每餐。当每个参与者遵循9餐制，他们的总胆固醇含量将降低6.5%，低密度脂蛋白将降低8.1%。研究者认为，每1%总胆固醇的变化与2%冠心病的发病相关。理论上由每日3餐变为每日9餐，意味着冠心病的发病率平均降低13%。

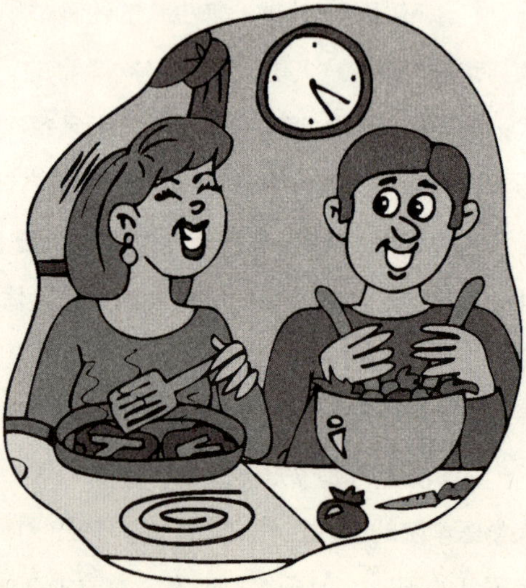

加拿大的研究者，对7个一天吃17顿小吃或快餐的人研究得出，他们的总胆固醇含量和低密度脂蛋白含量各降低8.5%和13.5%。少食多餐使机体产生较少的胰岛素，胰岛素可减少由肝脏产生胆固醇必需的酶的含量。

每天像鸟一样的吃饭

考虑到那些喜欢暴饮暴食的人们，这些劝告会有所帮助。

● 康尼教授认为，通常每天吃早餐的人们，在一天中比不吃早餐的人们所吃的热量多，而且吃早餐的人们比那些一整天总在吃东西并且在晚餐也吃很多食物的人们更喜欢每天吃多餐。事实上，为了节省“热量”而忽略吃早餐的人们，最终还是要完成对这部分热量的消耗，因为他们的机体在为应付饥饿而储存脂肪。

● 康尼教授又说，很多体重控制专家推荐，人们最好在每餐和睡觉前的小吃间补充少量食物。每餐间补充少量食物，可提供给机体同等数量的热量，但是这些热量具有更多的生理效能。同时康尼教授还建议，避免食用高脂或高糖的食物——因为它们没有营养价值，而水果和蔬菜则是最佳的选择。

地中海式饮食——最健康的饮食模式

沾有橄榄油并散发着浓烈大蒜气味的面食；用香草调味的蔬菜炖炸茄子；新鲜的海产品和大豆沙拉；沾满调味汁或醋酱油的厚厚的硬面包。

您流口水了吗?好的，让我们继续，因为吃这些食物有益于您的心脏。不妨问问地中海地区的居民。居住在地中海沿岸国家(如：意大利、希腊、法国南部和西班牙)的居民比居住在北欧和美国的居民更健康长寿。考虑到以下因素：

● 据世界卫生组织获悉，法国的男人和女人心脏病发病率低于平均水平。意大利人，尤其是意大利女人，发病率也较低。

地中海地区的饮食结构金字塔

哈佛大学公共卫生学院和世界卫生组织欧洲局均认可，地中海地区的金字塔式的饮食结构。这个饮食模式以1960年前后(在其它民族对它产生重大影响之前)传统的地中海地区饮食结构为模型。

地中海式的饮食结构和美国农业部认可的饮食结构的最初两极是相似的。面包、谷物组成了这两种饮食结构的“塔基”，蔬菜和水果组成了第二大部分。

然而这两种结构又有很大的不同。美国农业部认可的饮食结构，推荐每天食用2–3份猪肉、鸡肉和鱼(包括豆类、鸡蛋和坚果)。而地中海式的饮食结构推荐每周食用数次鸡肉和鱼，每月食用少数几次猪肉。

另外，美国农业部认可的饮食结构建议，谨慎食用动物脂肪和植物油，地中海式的饮食结构推荐，食用充足的橄榄油避免食用其它动物脂肪，尤其是饱和脂肪如黄油和人造奶油。

● 据世界卫生组织统计，在1990年，美国平均每10万人中有243名男人和132名女人死于心脏病。而相同数量的意大利人中139名男人和64名女人死于心脏病，西班牙人中106名男人和47名女人死于心脏病，希腊人中137名男人和59名女人死于心脏病，法国人中仅91名男人和40名女人。

● 希腊人平均寿命比美国人长3年(74.3岁比71.6岁)。什么使得地中海地区居民的饮食结构如此健康呢?首先，传统的地中海菜肴——大蒜、橄榄油、谷物和豆类，胆固醇含量均很低。其次，他们的饮食用一种被认为是有益于健康的烹调方式将这些成份结合在一起。

来自于地中海南岸的经验

来自于明尼阿波利斯市明尼苏达大学、公共卫生学院的卡斯博士，最先揭示了地中海饮食结构的奥秘。他和他的同事就7个国家的饮食结构进行了研究。这项标志性的研究，开始于19世纪50年代末。它对来自于地中海地区、北欧、日本及美国的大约13000名中年男子进行了研究，证明得出饮食与冠心病之间的联系。

经过很长一段时间，已经成为明尼苏达大学、公共卫生学院已退休的名誉教授卡斯博士和他的研究小组发现，来自于意大利和希腊的受试者，特别是希腊，死于冠心病的人大大少于芬兰人、北欧人和美国人。

卡斯博士早在几十年前就提出“饮食和心脏健康之间存在相互联系”的假设，这一假设已被众多著名的医学专家所引用。

地中海地区的人们所吃食物取决于是否利于保护他们的心脏，那么这些食物是什么呢?列文博士——康奈尔大学医学院营养医学临床副教授，认为地中海地区的各个国家饮食各有不同，但通常这里的人们都是少吃猪肉和多吃鱼。地中海地区的人们较美国人吃的全脂奶产品少而吃的水果、蔬菜和谷物多。他还认为，如同地中海地区人们的饮食，您应该吃您日常牛奶、冰激凌和黄油总数的一半，和低于平常45%的猪肉。而且地中海地区的人们喜欢喝大量的红葡萄酒，饮用适量的红葡萄酒能够提高高密度脂蛋白(利于健康的胆固醇)的水平而降低心脏病的发病率。

克罗丝博士——纽约市哥伦比亚大学人类营养学系临床副教授，他指出，“地中海地区的人们比美国人更有活力。当我们驾车上班时，他们却骑车或步行，这很大程度上降低了他们肥胖和心血管疾病的发病率。”

一种审慎却不简单的烹调方式

有许多因素利于地中海地区人们的健康与长寿，而一些专家的理论认为，最主要的因素是依赖于食用不饱和脂肪而不是饱和脂肪。

在通常情况下地中海地区人们的饮食中平均有35%–40%的热量来源于脂肪，典型的美国饮食结构与它相似。但是美国人的饮食中热量主要来源于饱和脂肪，如猪肉、全脂奶产品和方便食品。另一方面地中海地区人们，在烹调中更喜欢食用不饱和脂肪特别是橄榄油。地中海地区平均每人每天食用2–3汤勺的橄榄油，而美国人平均每人每4个月食用3汤勺的橄榄油。为了提供更多的低脂食物和人们对胆固醇越来越多的认识，在不远的将来我们可能会食用更多的橄榄油。

在《新英格兰医药杂志》的一篇社论中，哈佛大学公共卫生学院、流行病学和营养学教授威林顿博士，与他的同事医药学和营养学副教授富兰克博士，都赞同地中海地区传统饮食习惯。他们指出这种低脂饮食恰恰就是低饱和脂肪和低胆固醇。地中海地区人们选择食用不饱和脂肪，作为主要的饮食组成成分是益于健康的，这能够较好地改善血胆固醇水平。他们进一步写到，按照地中海地区的饮食方法，将能为大多数人们提供更多更大的满足。对于我们中那些高胆固醇和巨大食欲的人来说这是个好消息。

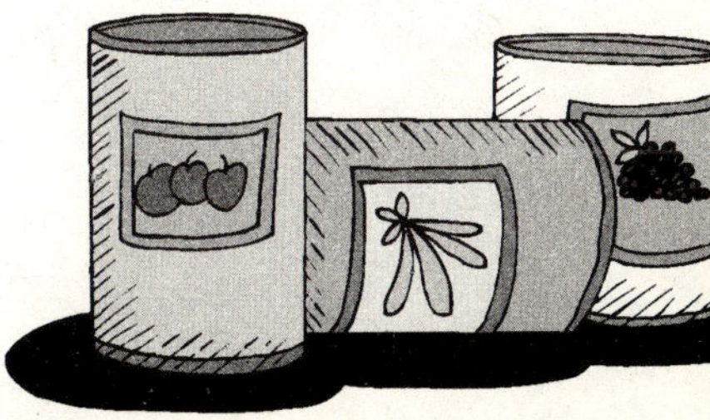

法国葡萄酒——请适量食用

在意大利、法国和希腊，作为一餐的组成部分——红葡萄酒被认为是健康的饮料，它可以使得餐桌周围的人们更加愉快。专家们认为，如果您不想喝酒，那么为了您心脏的健康就不要喝酒了。

美国列克星敦市肯塔基大学医学院医学、临床营养学教授，《高纤维饮食计划》作者安德尔森建议，人们每周摄入酒精量限制在7次。（每次的饮酒量限定为4盎司葡萄酒或12盎司啤酒或1.5盎司烈性酒）

如果您喜欢偶尔喝一杯葡萄酒，那您没有必要为葡萄酒年会或葡萄酒的香味以及葡萄酒的颜色感到烦躁。新泽西洲蒙特克林（Montclair）地区的坎尼斯李·庄登（Kenneth L.Jordan）心脏基金和研究中心图书馆馆长、哲学博士汤姆认为，红葡萄酒和白葡萄酒都有益于提高高密度脂蛋白。葡萄酒明显有益于心脏健康，即使便宜的哥伦比亚产比利丝（Chablis）白葡萄酒和最昂贵的法国波尔顿葡萄酒都具有一样的功能。

在罗马的饮食就如同在家一样

如果您习惯于吃牛肉和黄油，那么地中海地区人们的饮食习惯，对你来说就好似外星人。但是很多美国人发现地中海地区人们的饭菜即可口又实惠还能促进健康。下面做些介绍以增加地中海地区饮食习惯和您的联系。

● 少吃猪肉。纽约市哥伦比亚长老教会医学中心、欧文中心临床研究所营养学主管、美国心脏协会营养委员会成员卡玛丽博士认为，在意大利，主要以面食为主，而猪肉则是副食。如果像意大利人一样少吃猪肉，您就能减少饱和脂肪的摄入。

● 用不饱和脂肪尤其是橄榄油来代替黄油和别的饱和脂肪。比如把这种芳香的油浇在意大利面上、蒸熟的蔬菜上以及烤土豆上。或者用不饱和脂肪炒洋葱和蔬菜，用橄榄油做饭效果更佳。

● 多吃蔬菜。蔬菜富含减少胆固醇的可溶性纤维和抗氧化作用的维生素，这些成分能够阻止“不良”的低密度脂蛋白参与损伤性的化学反应——氧化反应（被氧化的

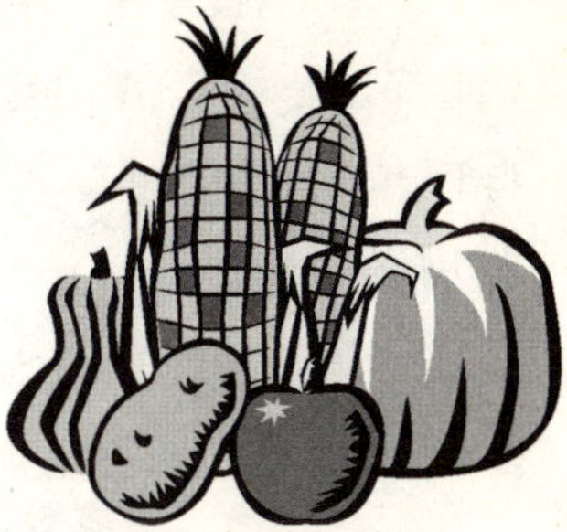

低密度脂蛋白成为粘贴物，紧紧地贴在动脉血管壁上)。准备一个法式的不好看的炖菜(以茄子为基础的菜肴)，用香料和调味品炖洋葱、茄子、南瓜和西红柿，再加一份没有黄油的法式硬面包。

● 美国列克星敦市肯塔基大学医学院医学、临床营养学教授，《高纤维饮食计划》作者安德尔森建议，要多吃谷物。谷物有很多品种，如大麦和燕麦，富含可溶性纤维。安德尔森博士还建议，吃全小麦面食而不是精粉。或者将季节性的蔬菜和碾碎的干小麦或蒸熟的粗麦粉混合做成西班牙风味的肉饭。

● 多吃豆子。鹰嘴豆、小扁豆、白豌豆都富含低密度脂蛋白和可溶性纤维，这些也是地中海地区人烹饪风格的核心。那么就请尝尝这种典型的意大利豆拌面和法式白豌豆色拉吧。

● 多吃大蒜。大蒜除了具有与众不同的气味以增加食物香味的功能外，还具有能降低胆固醇的特殊成分。我们可以将切碎的大蒜放到面、汤、炖肉和调味烤鱼里。或是把大蒜制作成法国流行的大蒜炖肉汤。其做法是：将6瓣蒜切成薄片，放到容量为一夸脱的炖肉锅里，加两杯水、一片月桂叶、一汤勺橄榄油和一些新鲜的用于调味的鼠尾草。文火炖15分钟后，倒入杯中便可饮用。

● 意大利人喜欢别人品尝他们的面食。但是不要过多食用这种含有过量脂肪的或一流的调味品。安德尔森博士建议，食用不含肉的西红柿调味品，而不是富含肉的调味品和奶酪。意大利桃花面上撒少量脱水蔬菜，如椰菜、南瓜、红胡椒粉以及新鲜的罗勒菜，另外再添一点干酪。

● 烹调时不要令橄榄油过热。亚利桑那州克里克地区的营养学专家、美国饮食协会发言人贝克博士强调道，橄榄油是一类脂肪，不能因为它是一种不饱和脂肪您就可以大量食用。它的最佳食用量是您从脂肪中获取总热量的30%或是低于30%。

单不饱和脂肪——有益于动脉的脂肪

每个人都知道食用过多的脂肪不仅对心脏有害而且对髋关节也有害。

也许您听说过有一种脂肪——不饱和脂肪并不是如此有害。在加拿大双低油菜(canola)油、橄榄油和花生中富含有这种脂肪，它通常含有能提高高密度脂蛋白(这种脂蛋白能够保护心脏)，而使“不好”的低密度脂蛋白骤降。引起动脉粥样硬化的饱和脂肪和使动脉壁光滑的不饱和脂肪间的不同主要在于化学成分相异(后者更显著)。

请不要误解：不饱和脂肪也是脂肪，医生建议少吃任何脂肪，包括不饱和脂肪。虽然如此，并不是全部的脂肪被严格限定。从这里您可以了解到不饱和脂肪。

为什么说坚果比烤干酪辣味玉米片更有益于健康?为什么要用加拿大双低油菜(canola)油而不用黄油烘烤食物?为什么吃一小撮坚果而不是吃同样数量的薯片?答案是脂肪的化学组成不同。

脂肪全部都是由碳分子、氢分子和氧分子组成。饱和脂肪主要存在于红肉、全脂奶产品和产自于热带海滨的油类(椰子油和棕榈油)。这种类型的脂肪，即含有饱和脂肪，又含有极多的氢分子，在室温下通常为固态。不饱和脂肪包括全部的单不饱和脂肪(以橄榄油和加拿大双低油菜油为主，还有一些特定的植物类食物如坚果和鳄梨)和多不饱和脂肪(以玉米油、向日葵油和红花油为主)，含有较少的氢原子，在室温下通常低密度的不饱和脂肪为液态。

大多数食物含有不同种类的饱和脂肪、多不饱和脂肪和单不饱和脂肪。而多数学者都赞同已经对胆固醇有认识的人们应当减少食用饱和脂肪的数量。事实上，一些学者认为地中海地区的人们依赖着富含单不饱和脂肪的橄榄油，而仅消费极有限的饱和脂肪。橄榄油有益于地中海人们心脏的健康和动脉管壁的光滑。来自哈佛大学公共卫生学院、世界卫生组织欧洲区域办公室的几位内科医师都认为，作为健康的、传统的地中海饮食习惯，优于典型的满是饱和脂肪的美国饮食习惯。

下列油类可降低血脂

反复研究证明了单不饱和脂肪的功效。西班牙研究者给78名男子和妇女富含向日葵油的饮食，12周后这些自愿者改食以橄榄油为主的饮食。经过4个月，男子的总胆固醇含量并没有波动，经过7个月，妇女的总胆固醇含量增高了9%。但是可以见到一个显著的改变，橄榄油饮食方案可以提高高密度脂蛋白的水平，在男子可提高17%，妇女可提高30%。

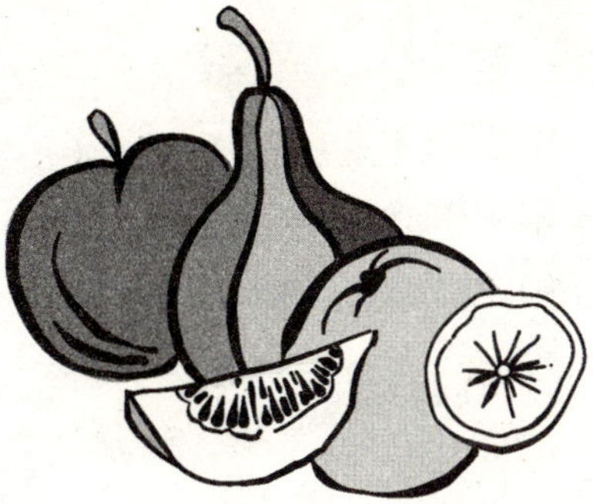

以色列研究者的另一项研究，将17名年轻男子分成两组，第一组以富含单不饱和脂肪(橄榄油、鳄梨和杏仁)为基础饮食，第二组以碳水化合物为基础饮食。全部饮食包含有相同水平的饱和脂肪和多不饱和脂肪。3个月后，以食用单不饱和脂肪为主的男子改吃碳水化合物为主的饮食。

90天后，研究者再检测这些受试者的血胆固醇含量，结果显示，以吃单不饱和脂肪为主的男子总胆固醇含量降低近8%、低密度脂蛋白降低14%。以吃碳水化合物为主的男子血胆固醇含量无明显变化。

嗜好

橄榄油可保持心脏的活力

想延缓衰老、降低血胆固醇吗?那就请食用橄榄油吧，它还能使食物变得可口。

橄榄生长在阳光充足的加利福尼亚州和地中海地区，它富含有益于健康的成分。充足的日照为橄榄带来了大量的花青素、类黄酮和苯酚，这些天然的植物成分能够抵御太阳紫外线导致的氧化作用。在机体内，这些植物化学成分能够抵御引起机体衰老的氧化作用。

橄榄和橄榄油都富含有单不饱和脂肪。单不饱和脂肪可以降低胆固醇、减少血栓的形成并降低心脏病的发病率。含有单不饱和脂肪的油类还可以预防乳腺癌。

8个大的黑橄榄或是10个青橄榄均含有45卡热量和5克脂肪。但是橄榄有个潜在的缺点：它是咸的。10个青橄榄含有900多毫克盐。那些对钠敏感的人们食用橄榄易引起高血压。他们每天钠的摄入量应少于2400毫克。因此，如果您嗜好吃橄榄，那么您在饮食中就需要限制钠的摄入量。

在您喜欢的食物中适量食用橄榄是有益的，但是不要过量。

- 我们可以将橄榄油洒在不含奶酪和其它调味品的比萨饼上。
- 也可以在蔬菜上浇蘸低脂奶酪和橄榄油。

最近两位英国学者评价，到低胆固醇食物富含有极高的单不饱和脂肪。这两位学者一位以研究中年男子的健康为主，另一位以研究有冠心病家族史的青年男子为主。结果显示，以单不饱和脂肪饮食为主的男子，总胆固醇和低密度脂蛋白含量均比食用高饱和脂肪食物的男子明显低。研究者得出如下结论，以单不饱和脂肪食物代替饮食中的部分饱和脂肪，可以有效地降低总胆固醇和低密度脂蛋白的浓度，甚至在消耗相同数量的总脂肪和热量的情况下也适用。

一项由哈佛大学和波士顿布里根妇科医院的研究者所做的研究显示，节食者食用大量的单不饱和脂肪能够有效地减轻体重。研究中所用的单不饱和脂肪主要来自花生油。

脂肪的其它称呼

用不饱和脂肪代替饮食中的饱和脂肪有益于心脏的健康，这是毫无疑问的。但是专家们还是建议不要贪食过量的单不饱和脂肪。佛罗里达州鲳鱼海滩的皇家大西洋健康温泉疗养中心的健康顾问、《严格的素食主义者：完美而朴素》作者克兰波医学博士，推荐每天最多食用一到两汤勺的单不饱和脂肪，不要在任何食物上都浇它。

少量的油就可以食用很长一段时间。午餐时您可以在一片意大利硬面包上浇一点橄榄油，剩下的留在晚餐时与色拉一起食用。或者在平底锅里薄薄的涂上一层橄榄油。正如克兰波博士所推荐，不要往平底锅里倒油，而应当在锅底薄薄的涂一层油。

加利福尼亚州比弗利山的营养学家、《健康的家庭饮食》作者斯鲍博士建议，不要增加饮食中单不饱和脂肪的摄入，同时要降低饱和脂肪的摄入。如果您多注意一下食物标签，这是很容易办到的。

蘑菇——来自于日本的饮食窍门

不论是油煎还是文火炖的蘑菇，也不论是淡味的还是饱满的蘑菇，我们对它们既感到熟悉又感到神秘。毫无疑问当您注意到在当地食品店里有很多奇异的菌类食品摆在货架上时，您可能会想起光滑的、乳白色的、钮扣状的蘑菇像“T”形一样耸立。

但是蘑菇不仅仅是一种时尚的食品。长期以来日本人深信，蘑菇能够预防和治疗癌症。而且一些研究证明，我们常见的钮扣状蘑菇和鲜味蘑菇还能降低胆固醇。对蘑菇降低胆固醇的潜在能力的研究是有限的，但是已激起了人们极大的兴趣。

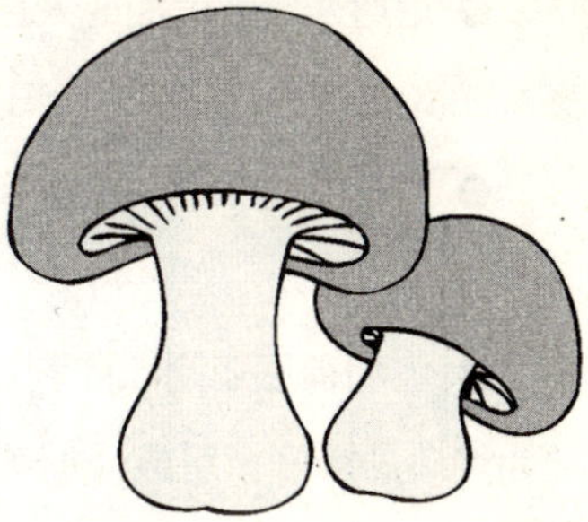

令人不可思议的蘑菇

您可能根本没有想到蘑菇有降低胆固醇的功能。这是可以理解的，这些有刺激气味的蔬菜大约含有90% 的水分，其余10%为营养矿物质，如钾、钙、核黄素、烟酸和铁。

而且有一些蘑菇富含蛋白质和全部的必需氨基酸。机体所必需的氨基酸不能由我们的机体自己制造，必需由食物提供。宾西法尼亚州大学、食物科学教授罗伯特博士认为，蘑菇还含有植物化学物质，也就是植物物质，这些物质能够帮助防御疾病。

19世纪60年代末，东京国际营养学院的研究者们已经证明蘑菇有降低血胆固醇的功效。研究者们进行了如下实验，让年轻妇女每天吃90克蘑菇(大约相当于5个蘑菇)，一周后她们的血胆固醇含量平均降低12%。将相同的实验用于30位60多岁的老人，一周后她们的血胆固醇含量平均降低9%。

国际营养学院的研究者们还进行了另一项研究，在受试者的饮食中每天增加60克的黄油，一周后富含黄油的饮食使他们的血胆固醇升高14%。然后在原来的饮食基础上又添加了90克蘑菇，一周后他们的血胆固醇含量降低4%。

真菌的功效——专业美味技巧

当研究组还在着手于蘑菇有降低胆固醇的功效研究时，这个美味的蔬菜几乎可以使全部的菜肴变得可口，从沙锅焖菜到炒菜。请尝试一下下面的建议，但是要注意不要食用野生蘑菇。

● 纽约凯斯克(Kisco)山的营养学顾问麦迪博士建议，选用光滑的、没有斑点的蘑菇，因为他们是最新鲜的。

● 用蘑菇代替黄油或人造黄油炒米饭。《100%满意：为爱好吃的人们提供的低脂烹调》的作者南希建议，您可以加一汤勺油在不粘锅中用文火炒3-4杯的蘑菇。

● 列文在其所著的《国际蔬菜烹饪大全》中提到，在炖肉、炒菜、或面食里加上一些蘑菇。

● 加利福尼亚州比弗利山的营养学家、《健康家庭饮食》作者斯鲍建议，把蘑菇做为炖鸡的最好调料或者煎鸡蛋时，把蘑菇拌到蛋清里都是很好的方法。

● 美国营养学协会发言人、路易斯大街的营养学家迪克蒙博士建议,烹饪时不要过早加入蘑菇，否则它们就会变得又硬又没味道，在菜快熟时再放入蘑菇，这样您将品尝到鲜嫩的蘑菇。

● 斯鲍博士还建议，在西红柿酱里加上剁碎的蘑菇。如果您把蘑菇剁得碎碎的，它们品尝起来就会像切碎的牛肉一样。

● 费城的营养学家、美国营养学协会发言人麦塔博士建议，请在独特的、重要的菜肴中加入烤庞特班娄(Portobello)蘑菇。庞特班娄(Portobello)蘑菇是一种肥厚的蘑菇，它们的伞盖直径有4-7英寸。费城的饭店烧烤这种蘑菇，然后加到放有香草的粥里一起食用。

烟酸——适当的剂量效果显著

有这样一种能够降低低密度脂蛋白、提高高密度脂蛋白、降低甘油三酸脂的胶囊，而且价格又低于其它降低胆固醇的药物吗?费城托马斯·杰斐逊大学医院心血管疾病防治中心主任坎普热博士给出了肯定的答案，他说，烟酸具有以上全部功效。

研究表明，每天摄入1000到3000毫克的烟酸，就可以显示上面所提到的烟酸的双重作用。这是日常烟酸摄入量的50-150倍，在这些食物中仅能够发现少量的维生素B。这个水平是烟酸的药物用量，不是食物供给量。

从烟碱氨基酸或维生素B3 我们可以知道，烟碱有着不好的名誉，其中部分原因也来自于1994年的公共研究。这项研究表明，烟酸对肝脏具有严重的负面影响。在这项研究中研究者使用烟酸的剂量高于推荐用量。最近研究表明，恰当的烟酸剂量可以降低肝脏的并发症。如果医生给您开了烟酸，他将监控您肝酶的水平，根据肝酶水平来更改烟酸的用量或在出现不良反应时停止使用。烟酸还有别的负面影响包括痛风和高血糖。如果您尿酸含量较高或有糖尿病，是不能吃烟酸的。

医生不愿意用烟酸的另一个大原因是它最常见的负面影响。它能使人们脸红，好似热反应，看上去像似被太阳晒黑的晒斑，通常晒斑在脸上、有时在胸上。随着机体的逐渐适应，这种不良反应会逐渐消退。研究表明，吃饭时吃烟酸可以使脸红的不良反应减少80%，同时要避免饮酒、辛辣食品和热饮，而且不要突然改变用量。食用烟酸前吃1片阿斯匹林也会有好处。

是否需要补充烟酸，要依赖于您体内胆固醇含量，自己不要随意增加烟酸的用量，请按医嘱服用。

燕麦——健康的福音

您还记得20世纪80年代末人们对麦麸的痴迷吗?几项激动人心的医学研究和报纸的头条报道，使得有高胆固醇倾向的人们开始大量食用燕麦麸。食品制造商根据人们对燕麦麸突然的狂热，把燕麦麸添加到任何食品中(一些面包店甚至还卖油炸燕麦麸圈饼)。

如同它的开始一般，突然之间人们对麦麸的狂热消失殆净，一项研究表明在降低血胆固醇方面麦麸并不优于白面包。

研究就此结束了吗?不，燕麦的出现引起了血胆固醇的适度减少，而且专家认为燕麦是一种有价值的低脂食物。但在降低血胆固醇方面，还没有一种食物具有不可思议的功效。专家认为，吃低脂食物尤其是低饱和脂肪食物是降低血胆固醇的有效方法之一。

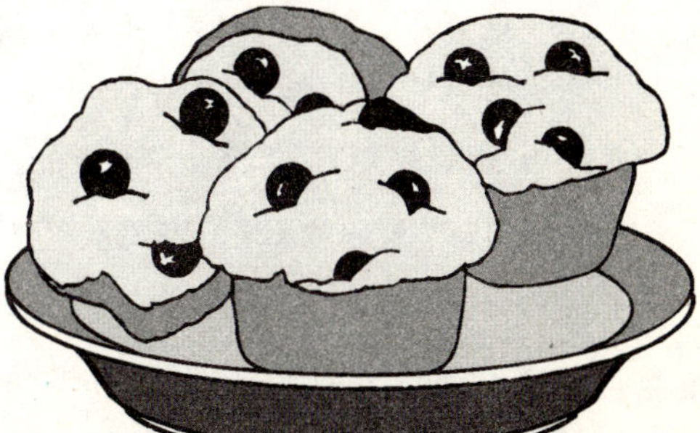

赞同的观点

燕麦含有很多可溶性纤维，这些纤维

可以降低低密度脂蛋白。俄克拉荷马州大学健康科学中心、营养科学学院助理教授斯坦菲博士说："当您煮燕麦粥时，它们是粘稠状的。那些粘稠的、凝胶状物质就是可溶性纤维。"

大麦、豆类、许多水果和蔬菜都含有可溶性纤维。美国列克星敦市肯塔基州大学医学院医学、临床营养学教授爱德森博士认为，燕麦含有降解胆固醇的独特物质。麦麸和豆类有着大致相当的降低胆固醇的能力，而且麦麸在降低高密度脂蛋白方面更胜一筹。

证据来自于麦片粥

研究者已经就麦麸的食用量和低的血胆固醇水平之间的关系做了大量的研究。芝加哥西北大学医药学院的研究者，将80名血胆固醇高的人分为两组。第一组每天进食2份速溶燕麦(每份大约2盎司)，第二组坚持他们一贯的饮食习惯。8周后，食用燕麦组的总胆固醇含量大约降低15毫克/0.1分升。

在肯塔基州大学医学院，研究者在20名高胆固醇男子饮食中添加麦麸或小麦麸，全部增加谷类食品和松饼。3周后，食用麦麸的男子总胆固醇含量降低12.8%、低密度脂蛋白降低12.1%。食用小麦麸的男子胆固醇无此变化。

为了总结麦麸和胆固醇之间的关系，来自全世界的研究者包括美国专家，汇总了10项研究、1300名受试者的资料。研究者发现，每天食用3克来自麦麸的可溶性纤维(相当于3/4碗麦麸谷类食品)，3个月内他们的血胆固醇含量平均降低近6毫克/0.1分升。另外，起初胆固醇含量最高的人们(胆固醇含量在230毫克及其以上)血胆固醇得到了很大的降低，平均降低16毫克/0.1分升。

食用燕麦的五种方法

您想增加饮食中的麦麸吗?以下方法对您会有所帮助。

● 斯坦菲建议，选择全燕麦食品。即寻找标有"麦麸团"、"斯迪儿-卡特(steel-cut)燕麦"、"爱尔兰燕麦"或"麦麸"字样的食品。她还强调，速溶燕麦粥可能不是全燕麦产品。

● 用最好的低脂、低胆固醇的饮品，如脱脂牛奶、新鲜水果或一、两团美味脱脂酵母乳冲一碗麦麸或燕麦粥。

● 爱德森博士建议，把少量麦麸加到其它菜肴中。您可以在碎肉、砂锅菜和薄烤饼里添加麦麸或燕麦粥。

● 爱德森博士还建议，用低脂配料(包括脱脂奶、鸡蛋替代物、替代黄油的不饱和油)烤麦麸松饼。每1/4杯面粉加3/4杯的麦麸可烤制12个松饼。或者加上一些菠萝酱制成特殊口味的松饼。

● 警惕商场销售的麦麸松饼。马萨诸塞州洛厄尔大学、心血管疾病控制中心主任尼可赛博士说："商场销售的麦麸松饼含有大量的脂肪，获得纤维的理想方法是由谷物或谷类食品中获取。"

● 不要期望一碗麦麸就能够补偿因脂肪饮食对人体造成的伤害。西北大学医学院、预防医学副教授琳达毫博士强调道：世界上全部可溶性纤维，并不能完全补偿过多食用饱和脂肪所带来伤害。

橄榄油——对健康最有利的脂肪

橄榄油是地中海的黄金元素、上帝赐予我们的美妙甘露、胆固醇的克星。

这种芳香的液体，是著名的希腊内科西伯克拉底医生，作为一种自然疗法引进的，它作为单不饱和脂肪，有益于降低威胁心脏的低密度脂蛋白，同时它还能保护甚至升高保护心脏的高密度脂蛋白。一项关于脂蛋白的研究提示：在橄榄油中的不饱和脂肪，的确可以改变高密度脂蛋白的化学地位，使它更好地对抗低密度脂蛋白。难怪有一些心脏病专家建议，那些受害于典型美国式饮食而血管堵塞充满脂肪的人应该食用橄榄油。

有好消息说，一点点橄榄油就可以生产出大量的香料。而且，您还会发现用这种黄金油做出的任何东西，从圆块谷物到粗糙的农家面包，尝起来味道都好极了。下面告诉您如何"地中海"化您的食谱并保护您的心脏。

地中海奇迹

这一点都不奇怪，生长在地中海地区的人们，从橄榄油上获得了极大的健康好处，因为绝大多数的橄榄油生产和大量的消费都在这儿。上面的这种现象最早是被明

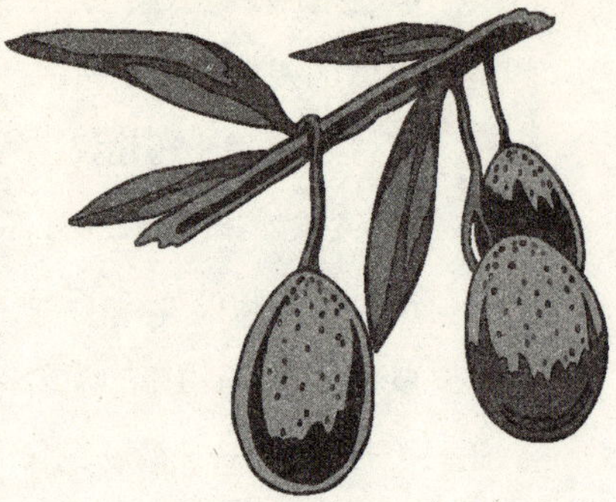

尼阿波利斯市明尼苏达州大学、公共卫生学院名誉教授卡斯博士发现的。对7个国家进行研究后(这可追溯到19世纪50年代对精液的研究)，卡斯博士发现尽管意大利、希腊和其他一些地中海国家的人们，与美国人几乎消费同样多的脂肪，但他们大多以橄榄油的形式消费脂肪。卡斯博士认为，地中海地区的人们消费单不饱和脂肪，特别是橄榄油，和他们比较低的心脏病发病率是有联系的。

更多的研究得出同样的结论：橄榄油具有降低胆固醇的能力。西班牙马德里奥托那马大学的研究者，给小于21岁和绝经的妇女连续食用高脂饮食4个月。在研究的第1个月，让这些妇女们食用高饱和脂肪(如黄油)饮食和较低的多不饱和脂肪及单不饱和脂肪。在接下来的6周内，这些妇女们又连续食用含较低的饱和脂肪及多不饱和脂肪的橄榄油饮食。在随后的6周内，她们又消费大量的葵花籽油(是一种多不饱和脂肪)和较低的单不饱和脂肪及较低的饱和脂肪。

结果这些妇女的总胆固醇含量和低密度脂蛋白含量，在食用橄榄油和葵花籽油饮食时有所下降。但是她们的高密度脂蛋白只在食用橄榄油时升高，而葵花籽油饮食则使其降低。

在另一个试验中，荷兰尼吉密根大学的研究员给48名健康人高脂饮食。然后在5周内，这些人中的一半人连续食用低脂肪饮食(22%的热量从脂肪中获得)，另一半人则消费高脂肪饮食(41%的热量从脂肪中获得)，但是这些脂肪大多来自单不饱和脂肪，比如说橄榄油。

一个月后，两组的总胆固醇均下降。但是低脂肪饮食的人们的高密度脂蛋白平均下降了7.3毫克/0.1分升。而食用橄榄油组的人们的高密度脂蛋白上升了1.1毫克/0.1分升。

橄榄油的前身

说到橄榄油，历史并不悠久。纽约时科耐尔医科大学营养学临床副教授列文博士说：“与其它的一些油相比，橄榄油如此之香以至于您不得不多消费它。”

内行按照橄榄油的香味，把它分为清香味(有淡的或者黄油味)、半水果味(一种更强、更像橄榄味)、以及水果味(具有强烈橄榄味的油)。

纯度的解释

说道橄榄油，精炼的不一定是好的。不明白吧？放松点：下面的指导能帮助您解释这些商标并从中选择最好的油。

特纯橄榄油 产量有限，特纯橄榄油是能买到的最好也是最贵的级别。它具有强烈水果味或者是胡椒的香味。不像单纯的烹饪油那样，在烹饪后它可增加食物的香味。

纯橄榄油 香味不如特纯橄榄油完美，有一点轻微的酸味。

橄榄油 多数人用这种混合炼制的、纯的油烹饪。

“轻”橄榄油 最好用于烤制，这种特殊炼制的油有很少或者根本没有橄榄的味道。但是别被骗了，“轻”橄榄油含有与其他油同样数量的脂肪和热量。

除您所听说的外，橄榄油的颜色和气味没有任何关系。如同葡萄酒一样，橄榄油是从橄榄树所生活的气候、土壤条件中获得它的颜色、香味和香气的。因此，您可以从品尝的橄榄油中发现最适合您口味的种类和品牌。

下面教您如何从食谱中获得更多的橄榄油。

● 教授建议：在硬面包上涂橄榄油而不是黄油。或是剥掉吐丝面包的表层、放上一片大蒜，然后在面包表面撒上橄榄油。

● 加利福尼亚州罗斯安尔特健康研究和学习中心的主任、《超级金字塔饮食计划》的作者斯皮勒博士建议，以地中海地区的饮食方式制作沙拉——用少量的特纯橄榄油和一点醋。

● 斯皮勒博士还建议，在圆形谷类食品上涂特纯橄榄油而不是黄油或是人造黄油。

● 亚里桑那州克里克联盟印第安人居住地的营养学家、美国营养协会的发言人泰姆贝克博士说：“如果您想得到超乎寻常的香味，那么就请在酱油、腌泡汁和任何其它菜肴中添加橄榄油。”用不沾锅炒大蒜和菠菜时，会有一定量的橄榄油飞沫溅出来，所以里尼费斯克建议烹饪后洗个澡。里尼费斯克是《随意饮食的健康》的作者。里尼费斯克还说：“喜欢吃菠菜的人一定会喜欢吃这种西西里岛式菜肴。”

● 列文医生建议：用橄榄油而不是黄油烤或煎鱼。橄榄油能铺满煎锅，所以您需要很少量的橄榄油就够了。

● 用橄榄油烘烤。对，就这样。列文医生说：“意大利人就是用橄榄油来烤漂亮的甜点。您可以用橄榄油代替黄油、人造黄油，或者把切碎的蔬菜放在蛋糕、馅饼或其它甜点里。”她还建议用“轻”橄榄油，这样您就不会在甜点里尝出橄榄油的味道了。

● 列文医生建议：不要用特纯的橄榄油。加热这种油会把整个厨房弄得满是香味。也就是，这种橄榄油进入空气比进到食物里的要多。食用沙拉或者意大利面能节省一定量的特纯橄榄油。

心脏健康

嗜好

特纯橄榄油：特别有价值。

在生命中一些东西比另一些东西更有价值。就拿特纯橄榄油来说，就物有所值，研究表明这种油对您的健康有利。

西班牙的研究者(这儿广泛使用橄榄油)询问了24名男子，准备饮食时是食用精炼的油还是特纯橄榄油。3个月后，专家得出结论：特纯橄榄油比其他常规橄榄油更能阻止他们低密度脂蛋白氧化。研究者认为白细胞只能运输氧化的低密度脂蛋白，并把它们存放在动脉内膜上，这将导致动脉斑块的形成(即动脉粥样硬化)。

好消息还不止这些。希腊专家的一项研究表明，一生中，消费极低量的特纯橄榄油的人，风湿性关节炎的发病率是那些极大量消费者的2.5倍。风湿病学家、关节炎基金会的发言人威尔森博士说：“在您的家族中如果有风湿病患者，您又想采取可能的措施保护自己，那么您就应该在您的食谱里添加橄榄油。”而且他还补充到，因为在希腊消费的是特纯橄榄油，所以这样有可能提供额外的保护。

尽管所有4个级别的橄榄油——特纯、纯、精练和轻级，都富含有对心脏健康有利的单不饱和脂肪，但特纯级是最好的，因为它是从橄榄油的第一级压力中制成(酸的水平低于1%)，其他级别的橄榄油尽管对您的健康也有好处，但在制备的过程中通常含有更多的酸。

在您食用所有的油之前

别忘了每汤匙橄榄油依旧含有100%的脂肪和120卡卢里的热量，所以过量食用橄榄油仍然会使您的体重增加，专家建议不要感情用事。

“许多人在食物上洒橄榄油，认为这是在为自己服务。”纽约杰瑞克国际体重观测协会的首席营养学家密勒卡维其博士说：“最好用橄榄油代替饱和脂肪比如黄油，而不是把橄榄油加在已经含有高脂肪的饮食里。”

列文博士同意以上观点。建议：不要消费太多橄榄油或者其它任何油。在您的食物里放少量的油，就像意大利人那样。

洋葱——痛哭一场的好处

当然，切洋葱也许会让您流泪或者鼻涕像水龙头漏水一样不停地流。但是流这些眼泪和鼻涕是值得的：从洋葱提取的复合物，同样能使我们不可救药的泪流满面，但也可以降低升高的血胆固醇，并且可以击碎体内的血凝块，这些血凝块能促发心脏意外。

这里还没有确定的证据证明，洋葱能控制胆固醇和防止心脏意外，但是研究者依旧认为，这种芳香的球体能带来潜在的健康益处。在一项研究中，印度的研究者让10男人每天消费3.5盎司的黄油，这能够增加他们的胆固醇水平。随后研究者在这10名男子每天供应的黄油里加入2盎司的洋葱汁。这些洋葱提取物,阻止了由于食用黄油而可能导致的胆固醇升高。它也能提高人体内大约16%的溶栓活

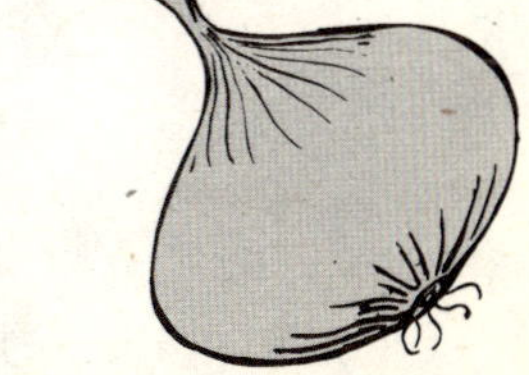

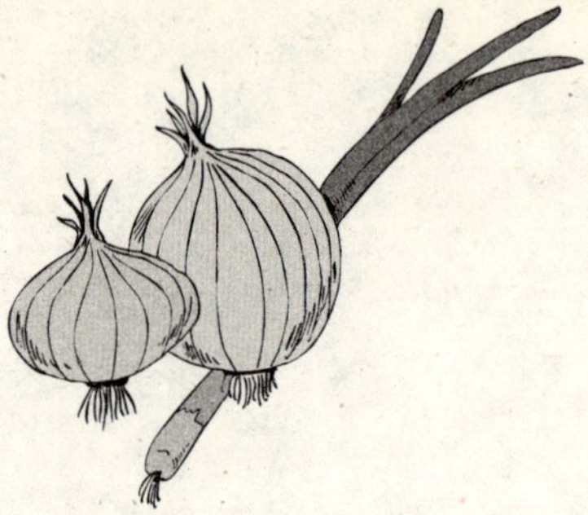

性，减少他们心脏意外的危险性。

另外一项印度的研究发现：在一周里消费超过600克洋葱及50克大蒜的人，胆固醇水平是最低的，而那些从来不碰这些东西的人的胆固醇水平是最高的。

荷兰的研究者在许多水果和蔬菜中，包括洋葱、茶叶和苹果，发现了具有抗氧化作用的成分——类黄酮。这些类黄酮可以减少老年人发生冠心病和心脏意外的危险性。显然它是通过阻止血栓的形成和阻止氧化物——“坏”的低密度脂蛋白的形成来发挥作用的，低密度脂蛋白能导致冠状动脉血栓的形成。

轻口味洋葱的制作

许多人喜欢品尝和闻洋葱的气味。但是，如果您想要降低它们的味道或者至少在您切它们时不再流泪，这些小窍门会给您启发。

● 路易斯州的营养学家、美国营养学会的发言人迪克蒙博士建议：研制甜的洋葱。这儿有许多种的轻口味洋葱，如维德利(Vidalia)、王乐(Walla)、玛维(Maui)及德克萨斯甜心(Texas Spring Sweet)。达克曼说：“有些人甚至喜欢生吃它们。”

● 多伦多的营养顾问凯瑟曼建议：不要在油或黄油里炸洋葱。相反，应该在微波炉里加热。把一片洋葱放在微波炉的碗里，加上1-2汤匙水，用一个盘子盖在碗上。“洋葱就会像在黄油里炸的一样软。”凯瑟曼说。

● 为了避免您在切洋葱时泪流满面，达克曼建议：在您切洋葱时，先在冷水里泡一下它。或者切之前在冰箱里冻一下洋葱。费城的营养学家、美国营养学会的发言人、斯塔尼克教育学博士建议，她说洋葱在冷冻时会少点辛辣味。

橙汁——饮用1-2杯对心脏有好处

有效降低胆固醇的最容易的一种方法是每天喝一些橙汁，这是依据加拿大在伦敦的西安大略大学的研究者的研究得出的。

先啜饮第一杯、第二杯，然后每天饮3杯橙汁，连续4周。25名相对高胆固醇水平的男子和女子以下面两种方式受益：他们的高密度脂蛋白(能扫清阻碍动脉的脂肪的种类)水平攀升了21%，他们的低密度脂蛋白(能阻塞动脉的种类)水平下降了16%。这些初步的研究结果，对另外的原因有显著的影响，因为通常通过饮食改变高密度脂蛋白水平是不容易的，库斯卡博士说。他是这项研究的第一著者和西安大略大学协会研究者。

她同时又说："我们还不能完全肯定，为什么橙汁能升高高密度脂蛋白，但是，我们知道它含有橘皮苷，它是一种类黄酮，并且在其它柑橘属的水果中不常见。"类黄酮是天然出现的复合物，在许多水果和蔬菜中可找到，包括柑橘属的汁液。

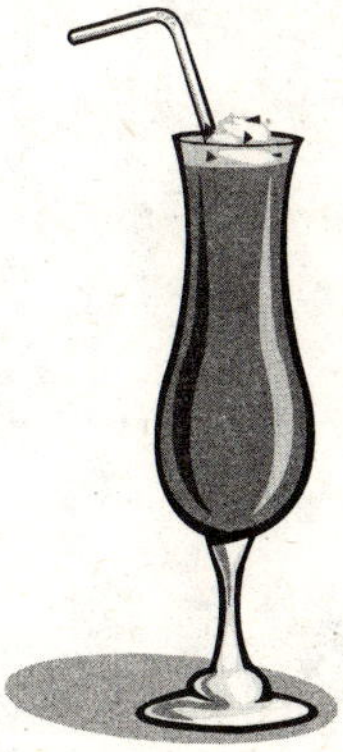

这项研究是小型的，并且橙汁发挥作用可能会延迟，所以很难说每天喝多少杯好。"总胆固醇高的和高密度脂蛋白低的人应该试着多喝橙汁，看它是否能改善他们的胆固醇状况"，库斯卡博士建议。(尽管吃整个柑橘有其它的好处，但它不是一个有效的方法来降低您的胆固醇，因为制作1杯橙汁要用4个橙子。)

因为橙汁含很高热量(每8盎司含110卡路里热量)，参加研究的人被建议少吃其它食物，因为考虑到橙汁所含的热量。为得到潜在的好处，并且不增加多余的热量，请分开您每日的橙汁总量，上午混上4盎司的苏打水，下午加些提神酒。

果胶——纤维之王

您可能知道果胶是作为一种材料放在果冻里的胶状物。但是果胶——存在于大多数水果和许多蔬菜里的胶状物，专家说它能帮助击败升高的胆固醇。

有两种形式的纤维：可溶性纤维和不可溶性纤维。可溶性纤维已经被证明有助于降低胆固醇。

旧金山市加利福尼亚大学医学部的名誉教授托马斯博士说："和其它可溶性纤维一样，果胶有降低血中胆固醇水平的能力。果胶可以妨碍机体胆固醇的吸收，有助于降低血胆固醇水平。"

果胶也可以影响肝中产生胆固醇的某种酶，卡德博士说，他是詹尼斯维尔佛罗里达医学院的教授。

卡德博士还说："吃的果胶越多，肝脏产生的胆固醇越少。"

减轻冠心病的高风险性

在一项研究中，卡德博士和他的同事考虑到减轻冠心病的高风险性，连续一个月让27名受试者每天服用15克果胶(胶囊的形式)，或者每天服用安慰剂。接下来的4周，服用果胶的改为服用安慰剂，另一组反之。

研究者发现，与服用安慰剂组对比消费果胶替代物的人，他们的总胆固醇水平平均下降了7.6%，而且他们的"不良"的低密度脂蛋白快速下降了大约10.8%。

在卡德博士领导的另外一项研究中，给14头小型猪喂一种高脂肪饮食一年多，这足以使这些猪形成冠脉血栓。然后，在另外9个月，一半的猪继续这种同样脂肪的饮食，并再加上3%的柚子果胶。剩余的7头猪则喂同样的饮食，但不加果胶。

9个月后，果胶并没有明显降低猪的胆固醇水平。但是果胶已经阻止了动物冠状动脉和主动脉斑快的形成，及其进展或者降低了其程度。事实上，那些没有消费果胶的猪的冠状动脉平均狭窄了45%，然而果胶喂养的猪仅仅狭窄了24%。

食用适量的果胶

为了有助于降低您的胆固醇水平，应该吃多少果胶呢？很多。"治疗剂量的可溶性纤维，如果胶是每天15克。"卡德博士说。

下面是如何在您的饮食中得到更多的果胶。

● 大量给予水果和蔬菜。富含果胶的蔬菜包括胡萝卜、莴苣、菠菜、甜菜、甘蓝、大白菜、马铃薯、橄榄、和豌豆。富含果胶的水果包括柚子、橙子、香蕉、草莓、桃子、苹果、葡萄和李子。

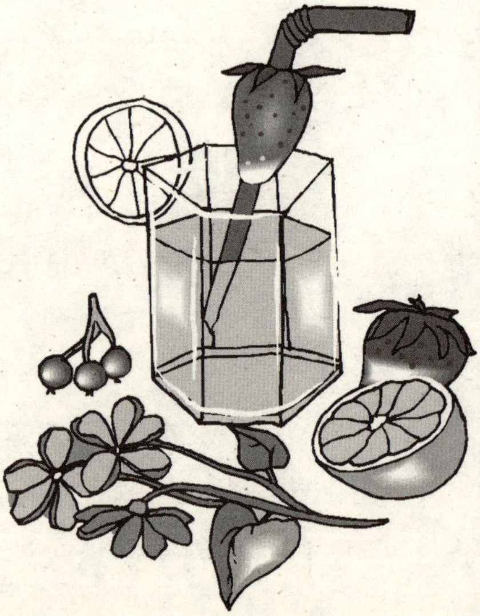

● 多吃柚子。无论是红色、白色或者粉红色，柚子

是您身边最好的一种果胶来源，而且它还含有大量维生素C。卡德博士建议。

● 吃整个蔬菜或者水果而不是只喝它的汁，雅粹克博士建议，他是加利福尼亚曼哈坦海岸的营养学家，也是美国饮食协会的发言人。

雅粹克博士说："果汁没有水果本身含的纤维多，您在吃了一个柚子或者苹果后会比喝了一杯果汁可能会感到更多的满足。"

多不饱和脂肪酸——适量是关键

如果您想降低您的胆固醇水平，您的医生可能已经建议您不要食用堵塞动脉的饱和脂肪(这些脂肪大多数可在动物制品，如红肉和乳制品中找到)，而应该食用不堵塞动脉的不饱和脂肪：单不饱和脂肪——这些脂肪在橄榄油、玉米油、葵花籽油和红花油中多见。美国心脏协会建议，美国人从多不饱和脂肪中消费不低于10%的卡路里。

不仅多不饱和脂肪，而且单不饱和脂肪可降低"不良"的低密度脂蛋白。但是，多不饱和脂肪也易于降低"好"的高密度脂蛋白。因此您可能奇怪了：如果多不饱和脂肪不仅降低好的也降低坏的，那么是不是选择单的而不是多的呢？

在一段时期，大多数医生开处方时不饱和脂肪要多于饱和脂肪。"通常很高的多不饱和脂肪，在降低低密度脂蛋白上仅比单不饱和脂肪略胜一筹，但是单不饱和脂肪阻止降低高密度脂蛋白略胜一筹，所以它有时候经得起考验。但是公平地说，您均可用单不饱和脂肪或多不饱和脂肪替代饱和脂肪。"尼可罗斯医生说，他是马萨诸塞州斯罗威尔大学心血管疾病控制中心的主任。

另外一个医生同意尼可罗斯医生的主张。"一个原因是在过去的30年里，美国人的总胆固醇和低密度脂蛋白水平已经下降了，这是由于我们吃较少的饱和脂肪和较多的多不饱和脂肪。"罗伯特·罗森博士说，他是芝加哥圣长老会医学中心心脏病控制中心的主任。而且罗伯特·罗森医生还说，在低水平的高密度脂蛋白人群中，高密度脂蛋白的下降才与多不饱和脂肪联系稍显著，而那些正常或高水平的高密度脂蛋白的人则不明显。

比较单不饱和脂肪和多不饱和脂肪的效果的研究一直在继续。同时，遵循胆固醇演变的黄金原则：适度消费所有脂肪。

“如果您用从植物和蔬菜中来的不饱和脂肪代替从动物产品，如肉和日常食物中来的饱和脂肪，那么您会有良好的身材。当说到高密度脂蛋白和低密度脂蛋白的水平，无论脂肪是单不饱和脂肪和多不饱和脂肪都关系不大，只要他们不是饱和的就行。”克里斯朵夫·哥德纳说，他是斯坦福大学医学中心、斯坦福疾病预防研究中心的博士。他做了广泛的回顾性调查，用于比较单不饱和脂肪和多不饱和脂肪及他们在胆固醇水平上的相关影响。

各种不同的多不饱和脂肪酸

一些具有多不饱和脂肪的油，如大豆油、红花油、葡萄籽油、玉米油，含有Ω-6脂肪酸，过多消费这种脂肪酸会遮盖Ω-3脂肪酸的有利作用。您最好的考虑是有节制的食用他们，并且集中多用单不饱和脂肪和Ω-3脂肪酸，同时使用不同数量的维生素E(也被认为是对心脏健康有利的一种抗氧化剂)。

油类	单不饱和脂肪(%)	多不饱和脂肪(%)	饱和脂肪脂肪(%)	Ω-3脂肪酸(%)
最佳选择				
榛子	82	10.0	8.0	0
橄榄	77	9.0	14	0.63
卡诺拉	62	31	7.0	9.73
花生	48	34	18.0	0
芝麻	42.0	43.0	15.0	0.3
核桃	24.0	66.0	10.0	10.92
亚麻籽	21.0	68.0	11.0	55.8
偶尔食用				
玉米	25.0	62.0	13.0	0.73
大豆	24.0	61.0	15.0	7.1
葵花籽	17.0	73.0	10.0	0.1

避免食用

椰子果	6.0	2.0	92.0	0

来源：美国农业部营养数据库

红花和葵花籽油也应该偶尔用，但实际上一个制造商和一个制造商的标准是变化很大的。所以要检查商标以获取营养信息。

爆米花——四星级零食

您曾经奇怪过是什么使爆米花爆裂吗？

秘密就在爆米花核仁本身。当核仁暴露在热量中，里面的湿气开始软化其中的淀粉。当每个核仁的内部温度升高时，这种湿气变成蒸汽并引起核仁爆炸，迫使淀粉扩张。可不是——核仁爆炸成绒毛状爆米花。

核仁“嘭、嘭、嘭”的碰撞深平底锅的盖子，空气爆破器或者微波炉加热袋，这样的声音每年在美国会听到好几亿次，而且平均每一年我们要吃掉180亿夸脱的爆米花。

以一种利于心脏健康的方式精制的爆米花是快餐冲击的完美解毒剂。“它是一种高碳水化合物，低卡路里并可填饱肚子的快餐。”王塔博士说，他是芝加哥的营养学家。而且，爆米花一半的纤维是可溶的，这种纤维有助于控制您的血胆固醇水平。

但是爆米花仅仅以精制方式制备才有利于健康。“空气爆破的爆米花就是这种方式。”纽约曼哈顿北海岸大学医院的营养顾问丽莎博士建议道，一种典型的供给(3杯)空气爆破的爆米花含有81卡路里和一点脂肪。换一种角度说，爆米花在油中和在黄油中或人造黄油及盐中制成，则含有大量饱和脂肪和钠盐。因此，可用微波炉和提前爆破做许多种爆米花，即即食的爆米花。

但是我们中仍有不少人认为除非在黄油或用盐炸才是爆米花，若非如此，就不是爆米花了。丽莎说，“有两种吃爆米花的人，第一种人认为空气爆破的爆米花什么也不放吃起来完全可以接受；第二种人吃爆米花则作为休闲食品，就要抹黄油甚至巧克力。这种爆米花可作为高价值的冰激凌对待。”尽管偶尔作为品尝家吃爆米花，这样对待自己没什么错，丽莎博士说，但是过分沉迷于此就会使您摄取大量导致动脉堵塞的脂肪。

口感好而无脂肪

下面告诉您如何使家庭做的爆米花特别好吃，以及怎样选择称心的微波烘制或即食的爆米花。

在空气爆破的玉米中添加比萨酱，用蔬菜油喷雾器轻轻撒上，如帕姆(Pam)，并且根据季节创造性地选择。“用一些拌有葛缕子或者芥末籽的低脂奶酪，洒在爆米花上或者低脂干奶酪上。”丽莎博士建议。

还有其它选择吗？“试着在爆米花上放上一些黄油芽、麝香草叶、罗勒草、鼠尾草等调味剂。”加里福尼亚三塔莫尼卡的营养学家兰卡博士建议。

爆米花的调味酱不可能是第一次出现在人的脑海里，丽莎博士建议，用无糖的凝胶来包裹爆米花。“在爆米花上少撒些帕姆(Pam)，涂些凝胶，然后在350℃的温度下烘烤。”她说。

如果您用微波炉加热或食用即食的爆米花，选择较“轻”的种类：它们含有较少的脂肪和钠盐。许多牌子都提供这种低脂产品，同时也有常规的生产线。“轻”爆米花并不肯定是低脂的，因而检查商标看脂肪的克数和从脂肪来的卡路里百分比就很必要了。

也要注意提供的数量。“很多人认为1袋子是1份，但事实上1份是3杯，”罗瑞说，“而1袋子就是9杯。”所以，如果您吃的远远超过3杯，那么您就消费了比您认为要多的脂肪。

如果您非要在油里炸爆米花，那么就请选择卡诺拉油吧。但不要弄错了：即使在用卡诺拉油炸，也有脂肪，加利福尼亚州曼哈顿海滩营养学家、美国营养协会的发言人雅粹克博士指出。“您在食用卡诺拉油时，较少消费了一些饱和脂肪，但您依旧是消费了脂肪，”雅粹克博士说，“所以这是在您做爆米花时的小窍门——或者，更好地用空气爆破。”

关于电影院的爆米花

如果您像大多数人一样，看最新的大片时，不吃掉一大桶涂满黄油的爆米花是不可能的。但几年前，美国公众利益科学中心(CSPI)进行的一项调查得出：看电影时吃

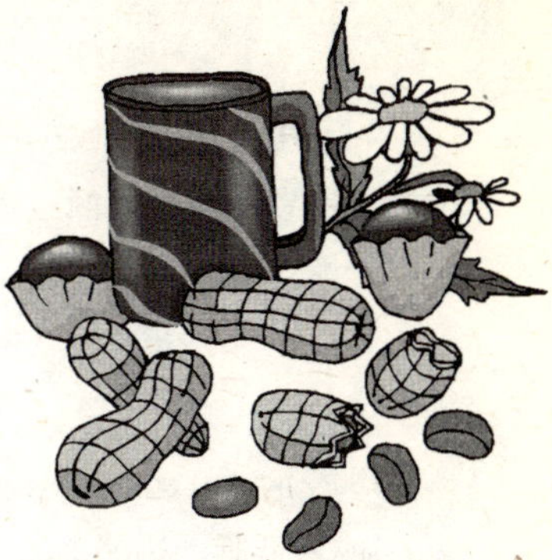

爆米花的图画比电影“侏罗纪公园”的剧情更可怕。

美国公众利益科学中心研究发现，一大桶在椰子油中炸的黄油口味的爆米花，含有86%的饱和脂肪，含超过1600卡路里和将近130克的脂肪。这样的脂肪含量和8个曼克斯(macs)所含的一样多！即使一小桶(大约5杯)在椰子油中炸的黄油口味的爆米花也含有共20克脂肪，其中14%的脂肪是饱和脂肪。

很可能，这种“黄油”部分是还原性的大豆油，其富含饱和脂肪和氚斯脂肪(是一种能升高胆固醇的不饱和脂肪)。有好消息说，越来越多的影院连锁店，提供空气爆破的玉米或用卡诺拉油爆破的爆米花。这种不饱和脂肪比那些更常用的椰子油(含大量饱和脂肪)对冠状动脉的影响要小。

为什么大多数的影院用椰子油炸爆米花呢？人们可能对此感兴趣。雅粹克说，椰子油比不饱和脂肪，如卡诺拉油和玉米油保存的时间要长，这可能使电影院的老板更乐于选择椰子油。

为避免电影院高脂肪爆米花的影响，我们可以考虑自带空气爆破的玉米去影院。您也建议电影院提供不知何种油爆破的爆米花的同时，也提供空气爆破的玉米。

欧车前——具有多种功效的自然通便剂

如果您和大多数人都一样，现在您已经是处于放松状态，然后去使事物动起来。但是您知道吗？在这种通便剂中有一些成分能帮助降低血胆固醇。

它是正确的，几项研究已经显示欧车前中含有一些通便剂，可以适度地降低已经升高的血胆固醇。这是因为来源于印度一种植物种子的外壳欧车前，富含有可溶性纤维，这种粘胶状的可溶性纤维存在于特定的水果和蔬菜中，研究显示它们可以降低胆固醇。

美国列克星敦市肯塔基州大学医学院、医学临床营养学教授、《高纤维饮食计划》作者爱德森博士认为，欧车前是可溶性纤维的最好来源之一。您可以找到补充欧车前的食物，如面粉、薄饼以及早餐食用的谷类。

食用欧车前的补充物来降低胆固醇并不适用于每个人。但是通常而言，伴随欧车前一起食用低脂、低胆固醇食物有益于降低总胆固醇和低密度脂蛋白。

欧车前的解决办法

欧车前是如何发挥功效的呢?一些研究表明，和其它可溶性纤维一样，欧车前能够阻止机体重新吸收消化分泌液——即胆汁。如果小肠中存在有可溶性纤维，那么含有胆固醇的胆汁就会和这种粘稠的物质结合、然后排除体外。没有可溶性纤维，机体就会重新吸收胆汁、再循环它所含有的胆固醇。

在肯塔基州大学，爱德森博士和他的同事，让40名遵循低脂、低胆固醇饮食的受试者，食用富含欧车前的早餐谷类食物(每份含2.9克欧车前和3克可溶性纤维)或小麦麸(含少量几乎可以忽略的可溶性纤维)。6周后，食用富含欧车前谷类食物的人们的低密度脂蛋白降低将近13%，食用小麦麸的人们仅仅降低2.5%。

辛辛那提大学和华盛顿医科大学的研究者们，分别给予118名胆固醇升高的人们(胆固醇含量在220毫克及其以上者)低脂或高脂饮食。一些自愿者每天早餐前和午餐前共食用2次欧车前约5克。另一些人仅给予安慰剂。2个月后，低脂饮食人们的低密度脂蛋白降低7.2%，高脂饮食人们的低密度脂蛋白只降低了6.4%。给予安慰剂的人们低密度脂蛋白无变化。

谷类食物的组成成分令人吃惊

按照上面所提到的，您把欧车前磨成粉用水或者果汁调起来，做成薄饼或是含有欧车前的谷类早餐食物，如麦麸芽或纤维状食品。爱德森博士说:“麦麸芽是很好的选择，它们含有小麦麸，小麦麸既含有能够促进结肠规律蠕动和健康的不可溶性纤维，又含有能够降低胆固醇的可溶性纤维。”

爱德森博士还建议，如果您选用欧车前的其它代用品，请依据标签上的推荐剂量食用。如果大剂量食用，请随餐食用。多伦多大学进行的一项研究发现，胆固醇略微升高的人们食用麦麸芽2周后，他们的胆固醇降低了8%。但是在餐前食用欧车前粉用水调制而成食物的人们胆固醇仅有微弱降低。

注意：在某些情况下是不能食用这些纤维的。如果您吃了特别的处方药，那么请不要食用欧车前。爱德森博士说："过量食用欧车前会导致心血管药物和血压调节药物吸收缓慢。"

如果您对通便剂过敏或者您有任何过敏史，在食用欧车前之前请和您的医生商量一下。因为这种纤维在某些人中能引起过敏性反应,尽管这种过敏反应很少见。

红色酵母稻米提取物——前景广阔但悬疑未决

红色酵母应用于稻米栽培技术中，培育出所谓的红色酵母稻米。红色酵母(红曲霉紫瘢)含有许多天然物质，这些物质的化学性质类似于他汀类药物中的活性成分，而他汀类药物现在被广泛应用于高胆固醇症的治疗。显然，这些物质刺激优质胆固醇(高密度脂蛋白)的形成并降低劣质胆固醇(底密度脂蛋白)的产生，学术上被称作羟甲基戊二酰单酰辅酶A(HMG-CoA)还原酶抑制剂。

临床试验显示，每天服用4粒含600毫克被称为彻兰斯汀(cholestin)的标准红色酵母产物的胶囊，可以产生显著降低血液中胆固醇和甘油三酯(另外一种与心脏病有关的血脂)水平的效果。

美国第一项关于彻兰斯汀(cholestin)的研究涉及了83位高胆固醇患者。其中42位患者服用了12个星期的彻兰斯汀(cholestin)后，使他们的总胆固醇水平平均降低了16个百分点。这就意味着，如果总胆固醇水平是250，那么经过这种治疗后降低了40。

彻兰斯汀(cholestin)还含有不饱和脂肪酸类，这些物质可有效降低甘油三酯含量，同时增加有益的高密度脂蛋白胆固醇的含量。

1998年，美国食品及药物管理局禁止不通过交易所直接售给顾客的彻兰斯汀(cholestin)的销售行为，因为他们认为彻兰斯汀(cholestin)的活性成分与洛伐他汀，例如商品名为咪完可(Mevacor)的处方药非常相似，因此侵犯了这种药物的专利权。彻兰斯汀(cholestin)的制造者法曼奈克斯自此被明令禁止销售此产品。

最近，人们可以获得一种尚未注册的红色酵母稻米提取物(有时被称为中国红色酵母)，然而这些产品可能在安全性和药物功效方面并不尽如人意。未注册的红色酵母稻米提取物可作为有效降低胆固醇的特效药，申请通常以对彻兰斯汀(cholestin)的相关研究为基础，而不是一些对未注册药品性质说明的增补。

“最近的一份分析发现，许多像彻兰斯汀(cholestin)这样没有经过细致研究的这类产品，含有低水平的可使胆固醇降低的成分，而且，有一些药物污染了可以导致动物肾脏损伤的桔霉素。”医学博士安德鲁·维尔这样解释。他是药品统一化计划的指导者，是位于图森的亚利桑那大学的临床医学教授，也是《安德鲁·维尔医生自我疗法》的著者。

与其它的他汀类处方药相比而言，彻兰斯汀(cholestin)对肝脏功能的损伤较小，不易导致肝功能不良。如果它被重新批准使用，将更广泛的用于那些因有肝病史而被限制用药的患者。但是综合各方面的考虑，直到现在，这种未注册的红色酵母提取物仍然应当被谨慎使用，不推荐用于20岁以下的人群及孕妇和哺乳期妇女。如同我们本书中介绍的，既然有许多其它安全有效的途径去减低您的胆固醇含量，未注册的红色酵母稻米提取物在这个时候也许还并不值得我们去冒险使用。

戒烟——如何永久地停止吸烟

在当今社会中，坚持吸烟的人是拥有极强意志力的。因为，如果您吸烟的话，现实生活中您将无休止地忍受，只能站在门外以香烟为道具做短暂的“呼吸”运动，同时忍受着来自同事们的鄙视的眼神。亦或，当您在外就餐时，您会感觉非常失落，因为您将很难找到拥有吸烟空间的餐馆。然而就像社会流浪者在经受社会动荡时，会变得更加窘困一样，人体胆固醇水平的平衡状态会因吸烟而遭到破坏，同样心脏的健康也会受到损害。如果您需要更充分的理由去说服您停止吸烟，那么请参考以下几点：

1.科学研究的资料显示，吸烟是促进血液胆固醇水平增高和心脏病发生率增加的最主要因素之一。

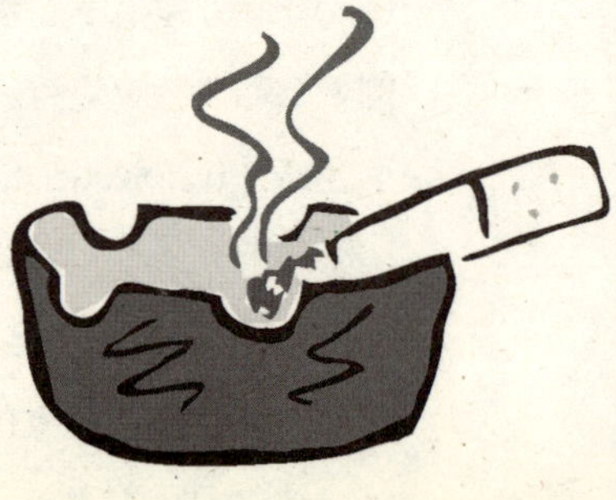

2.吸烟者与不吸烟者相比，他们的机体更趋向于含有较低水平的高密度脂蛋白(即对人体有益的一种脂蛋白)，而总胆固醇含量和低密度脂蛋白含量(即对人体而言不利的物质)呈现较高水平。

3.那些已经使自己体内胆固醇含量升高的吸烟者，更容易患心血管疾病，而且较不吸烟者更易遇到心脏病发作的危险。

科学家还不能确定吸烟促进血液胆固醇增高的确切原因和机制。为了寻求答案，土耳其的科研人员做了一项研究，研究对象包括58人，其中27人为吸烟者，31人为不吸烟者。研究人员测定了这些人的卵磷脂－胆固醇酰基转移酶(LCAT)的活性，此酶是引导胆固醇至肝脏以达到从体内排出的关键因素。研究发现，吸烟影响高密度脂蛋白水平，吸烟者卵磷脂－胆固醇腺基转移酶的活性较不吸烟者的低。这一结果显示吸烟与卵磷脂－胆固醇酰基转移酶的活性之间有着密切相关的关系。

位于伯克利的加利福尼亚大学的研究人员做了一项相似的实验，他们发现卵磷脂－胆固醇酰基转移酶的效力，被香烟的烟雾显著抑制。其中一位研究者，马克·麦克博士说："香烟的烟雾给人体血浆带来双重'晦气'"，降低了卵磷脂－胆固醇酰基转移酶活性和高密度脂蛋白的含量。

对动脉系统的毁灭性损害

科学研究已经显示，吸烟对人体的损伤不仅仅表现在肺部，它还可以加速动脉系统的硬化(即动脉硬化)，并且使脂质沉积物停留在动脉壁上(即动脉硬化症)。而且，香烟的烟雾使血中一氧化碳水平增高，这种有毒化学成分掠取了细胞的氧气，损伤了动脉内壁，使得脂质物质可以从血流中沉积下来停留在脉管壁上。

一项研究分析了此前54份有关吸烟与增高血液胆固醇的相关性的研究数据，结果显示吸烟者拥有显著高水平的总胆固醇、低密度脂蛋白和甘油三酯(另一种与心脏病有关的血脂)，同时，其机体内的高密度脂蛋白含量是较低的。

立刻戒烟，永不言晚

担任加利福尼亚普雷森蒂尔·琳塔公益医院、心血管康复计划首席主持人约翰·扎马若医学博士认为："如果您吸烟，那么为了保护您心血管系统及整个机体的健康，为了提高生命质量，几乎可以肯定地说，戒烟是最好的选择。"

这里还有更激动人心的好消息：不管过去您曾经尝试过多少次，戒烟不仅可以使吸烟造成的损伤得到逆转，而且可能达到完全停止。事实上，一项研究证实吸烟者只要戒烟时间可达2周之长，那么他就极有可能做到永久戒烟。每年都有超过3000000的美国人在戒烟。您也一样可以戒烟，而且您将因此发现戒烟带给您的许许多多的好处。

做好戒烟的准备

戒烟不是一件易事，但是您可以使它变得容易起来。来自位于图森的亚利桑那大学、参与专门研究尼古丁和烟草的“亚利桑那计划”的学者们在一项研究中发现，将吸烟者分为三组，分别使用安非它酮(一种被批准用于抗抑郁症的处方药)、尼古丁药膏及安慰剂(没有药物活性的物质)作为戒烟的辅助药实施戒烟治疗，结果使用安非它酮的一组戒烟者的人数较其他两组几乎多达2倍(尼古丁药膏可以释放充足的尼古丁，通过皮肤渗透达到人体吸收，从而减轻戒烟过程中的戒断症状，并且帮助接受戒烟治疗的人，放弃吸入那些对心脏和肺脏有害的烟雾)。下面提及的一些方法同样对戒烟具有帮助。

1.您戒烟之前的两个星期内进行一次吸烟之旅。这一建议是理查德·肯蒂医学博士和戴安娜·托内斯森在他们的著作《如何在对抗心脏病和高胆固醇的运动中取胜》中提到的。在旅途中您要做的是：详细记录每一次驱动您点燃香烟时，您所处的环境和情景，例如在您喝咖啡时，在晚餐后，在聊电话时或当您感到寂寞和烦躁时等等。

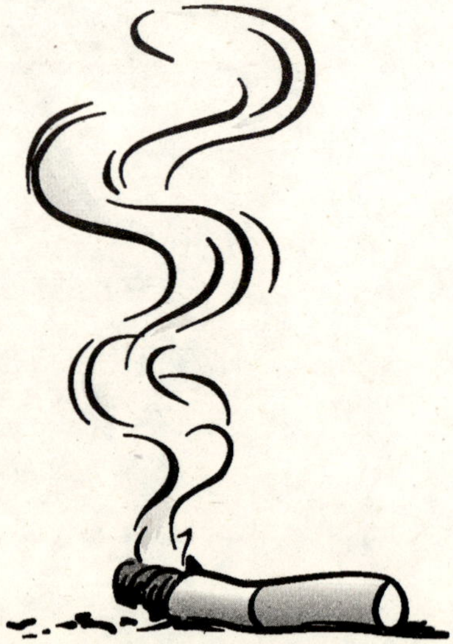

2.一个星期后，回顾您的旅行，查明驱使您吸烟的环境。然后列一份清单指出，在多次吸烟过程中的不同点。如果您的旅行显示您常常在餐后吸烟，那么不妨在餐后及时刷牙或出去散步，从而转移自己对香烟的注意力。

3.决定您是否要立刻戒烟，也就是说，您打算当机立断彻底戒烟还是要逐渐的将吸烟数量减少直到彻底戒掉。虽然您可能选择循序渐进的停止吸烟，但研究结果证实大多数成功戒烟的人，采用的都是第一种方法。

4.挑选一个戒烟日，并把它列入您的日程表中。戒烟日最好不要选在一个星期以后。许多专家建议选择周末戒烟，因为这时大多数人可以更好地安排自己时间、控制自己所处的环境和空间。

5.找一个伙伴去帮助您度过戒烟的这段日子。这个伙伴可以是不吸烟的人、过去曾吸烟的人、或打算和您一同戒烟的人。当您在戒烟过程中感到难熬时，请您的伙伴来帮助您。

6.把您戒烟日的有关计划告诉您的家人、朋友和同事。让您周围所有的人都知道您要戒烟的决定，这样将有助于您坚定决心。

7.打电话或写信给美国心脏协会、美国肿瘤学会或美国肺脏协会，在当地的分支机构，向他们寻求指导戒烟的免费资料。

8.一些有益的运动。“职业妇女非常重视她们的健康，因而她们往往不吸烟。”迈拉·穆纳蒙托医学博士这样解释。她是家庭和社会医学副教授，也是研究尼古丁和烟草的“亚利桑那计划”的医学指导。

补充高密度脂蛋白

显然，停止吸烟可提高对机体有益的高密度脂蛋白胆固醇的含量。但是，如果您正在使用经皮肤吸收的尼古丁替代物(例如被大家熟知的尼古丁药膏)去改变您的吸烟习惯，那么也许您会纳闷：难道使用尼古丁药膏不会继续降低高密度脂蛋白的水平吗？基于已有的一项研究来看，这种担心也许是不必要的。

明尼苏达大学医学院的研究人员，检测了尼古丁药膏对戒烟者的影响。6个星期后，这些戒烟者的血压、心律和“不良”的低密度脂蛋白胆固醇的含量都有所下降，同时他们的高密度脂蛋白胆固醇和甘油三酯升高，甚至在他们使用活性尼古丁药膏时情况也是这样。但是专家提示，尼古丁药膏并不是具有不可思议的神奇效果。来自俄亥俄州克利夫兰临床基金“吸烟休止计划”的主持者加里·德尼尔斯基博士指出：“那些期望仅通过尼古丁药膏的魔力，来达到戒烟效果的人们将会失望，因为此药膏应该在医生的指导下，作为综合性的戒烟计划的一部分来使用。”

戒烟日项目检查表

以下介绍的项目是在戒烟日那天，从黎明起就必须要做的事情。

1.把您的香烟和火柴全部扔掉。把香烟在水中浸透，这样您将不可能从生活废弃物中寻觅到它。

2.藏起烟灰缸。最好是废除它们。

3.储存一些像芹菜、胡萝卜、苹果、葵花籽和爆米花一类的健康小食品。他们将使您的嘴巴和手指永不停歇，且不会令您的身材走样。

4.进行长距离的散步，或在禁止吸烟的环境中逗留，如图书馆、博物馆或电影院。

5.请医生为您洗牙，去除牙齿上的烟斑，并决定保持这种状态。

6.避免紧张状态和吸烟环境(例如：酒吧)。尽可能在禁止吸烟的地方消磨时间。

遇到戒断症状该怎么办呢？那么让我们来关注一些有关它的好信息及坏信息吧。首先要说的是坏信息：大约80%的吸烟者在他们戒烟的过程中，经受了这些症状的折磨，包括头痛、疲乏无力、腹泻和便秘等。一些人还感到焦虑，情绪低落或易激动，以及睡眠障碍等。好信息是：戒断症状大约在2-3天内就会趋于平静，在尼古丁从体内排出后，这些症状将在几个星期内完全消除，或基本上达到完全消除的状态。

保持戒烟的休止符

大多数人都能戒掉吸烟的习惯，关键在于不要重新开始吸烟。为使戒烟者能永远将香烟的丢开，这里介绍3种方法供大家参考。

1.对可诱使吸烟的信号保持警觉。一项研究结果显示，通常人们在4种情况下导致烟瘾复发：在社交活动的宴会中，在餐后，当工作中感到焦虑烦躁时，当一个人在家感到压抑和紧张时。

2.学习一些放松的技巧。例如做深呼吸或渐进性的松弛运动，如果您认为吸烟可以帮助您放松，那么“在戒烟后您可能会感到更加压抑，除非您把自己的注意力，从香烟身上转移开来，积极的采用其它方法排解您的压力。”迪安·奥尼斯医学博士这样认为。他是加利福尼亚索萨利托预防医学研究所的主席兼监理，也是《迪安·奥尼斯医生逆转心脏疾病计划》一书的作者。

3.做一张目录卡，上面罗列出2-3条您决定戒烟的最主要原因。将卡片放在您平时习惯放烟的口袋或钱夹里。经常性地将它拿出来“温习”那些原因，尤其是当您对吸烟有强烈欲望时。

豆制品——成为主流食品中的时尚食品

几十年来人们对食品的看法产生了极大的变化。从前被人们鄙视为乏味食物的坚果类食品、豆奶、豆酱热狗、蔬菜汉堡包和其它一些豆制品，进入了时尚消费的主流行列。越来越多的老主顾正在尽情地享用豆汁饮料、豆制无肉汉堡和香肠，并从中体验着豆制食品的新鲜和美味。

而且在不久前，一些正在研究大豆潜在的治疗性能的科学家们已经发现，豆类对人体健康具有非常重要的价值。已有资料证明，在人们的常规饮食中加入少量的大豆，可以有效地帮助人们战胜某些癌症、改善更年期的症状、提高人体免疫力，当然，它还具有降低血浆胆固醇含量的性能。

1999年10月，美国食品与药物管理局认定：在健康食物配方中，主张加入一定量的豆类蛋白，这样可以降低发生心血管疾病的危险。许多研究证实，每天摄入总量为25克的豆类蛋白(大约为1/2杯果仁燕麦粥或8盎司的普通豆奶)，作为低脂饮食的一部分，可以显著地减低血液中总胆固醇和低密度脂蛋白胆固醇的水平。大豆是异黄酮最丰富的来源，这种酮体是植物雌激素的一个种类，主要含于豆类植物的种子及豆荚中。

亚洲国家的人们常常食用含豆类丰富的食物，显然他们因豆类食物具有的潜在的保健性能而受益匪浅。例如，日本人的平均寿命长于世界其他国家人群的平均寿命。而且，日本男性因心脏病而导致死亡的死亡率是世界最低的，同样日本女性心脏病的死亡率位居世界排名的倒数第2位。每个日本人每天平均摄入50-80克(约为2-

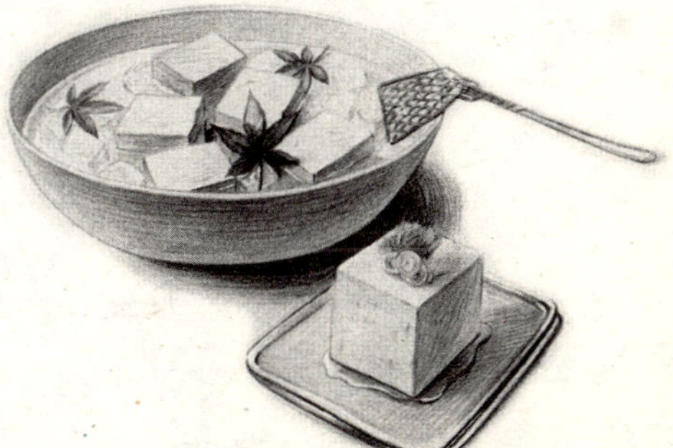

3盎司)的豆类食物，而大多数美国人每天只摄入5克左右的豆类食物。

在一项研究中，日本的研究人员检测了黄酮摄入量、黄酮和异黄酮(来自豆类)的相互关系，及他们对血液化学性质的影响作用。参与试验的是115位平均年龄在29-78岁的妇女。这些妇女摄取类黄酮的主要途径是通过食用洋葱，而她们摄取异黄酮主要是从豆腐中摄取。他们体内异黄酮的摄入总量，远远地超过规定饮食中其它抗氧化剂的量，例如黄酮类、胡萝卜素和维生素E。

总而言之，他们的总胆固醇含量和低密度脂蛋白含量降低了。学者们认为，日本人摄入的黄酮和异黄酮的量非常大，日本妇女食用大量含此类物质的食物，可能正是她们与其他国家妇女相比心血管疾病发生率低的原因。

豆腐并不是必须食用的(除非您想食用)

豆腐可能是最普遍的豆制品。就像意大利面一样，这种柔软的、味道清淡的物质，无论与辛辣的红辣椒一起烹调，还是用于制作含乳酪的干酪蛋糕，味道都很好。事实上，无论用何种手法烹调豆腐都会受到人们的欢迎。

即使您不喜欢豆腐，您依然可以享用您的豆制品。如今，大多数超市都提供品种繁多的豆汁饮品、罐装或冻存的大豆、果仁和以大豆为原料配制的商品，从果冻、酸奶到人造肉(一些用豆类蛋白制作的肉类替代物)，真是应有尽有。

豆制品对人体健康是有益的，但是一定要注意：如果您在狼吞虎咽地吃汉堡包和油煎食品时，将其上面的豆腐或豆制品香肠摄入体内，那么您的胆固醇水平可能并不会降低，因为豆类仅在低脂低胆固醇饮食中发挥效用。专家建议，将食谱中的部分肉类和奶制品，用美味的豆类模拟物替代，可能会减少心脏病痛对人的困扰。

豆类给人带来的欣喜

学者们还不能确定为什么豆类可以使胆固醇逃之夭夭。一种可能的原因是：尽管豆类食物中有适当高的脂肪含量，但它的脂肪含量——尤其是堵塞动脉的饱和脂肪含量——与肉类和奶制品相比还是较低的。所以，从理论上讲，用豆类蛋白代替动物蛋白，可以降低血液中胆固醇的含量。“大豆含的纤维素也很高。”明尼苏达大学(位于明尼阿波利斯市）流行病学部的流行病学家、营养学顾问克里斯蒂·斯坦梅茨博士说："这可能就是其降低血液胆固醇水平的原因。"

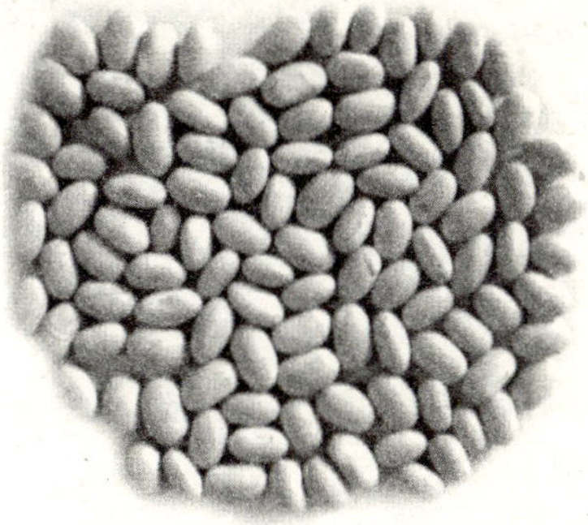

当然，还有别的理论。一些调研人员推测豆类中含有的一种名为5，7，4三羟基异黄酮的物质，可能有助于防止脂质斑块阻塞动脉。如同异黄酮一样，5，7，4三羟基异黄酮，也是一种植物雌激素。许多学者认为，这种植物物质可能保护人们免遭某种癌症侵袭。

另一些研究显示，豆类可能有助于肝脏排泄胆固醇丰富的胆汁酸，从而帮助消化。当肝脏置换这些胆汁酸时，它汲取了循环血液中的胆固醇。转眼之间，您的血液胆固醇水平下降。

威斯康星州预防性营养学顾问学会副主席赫伯特·佩尔森博士说："40多项研究已经显示，豆类蛋白能减低血液胆固醇含量。"赫伯特博士则曾是位于马里兰州罗克维尔市的国际肿瘤协会及肯塔基大学医学院的医学和临床营养学教授、《安德森医生高纤维健康计划》的作者。詹姆士·安德森医学博士带领一组研究人员，分析了29项各自独立的研究，这些研究总共包括743名研究对象，检测了豆类蛋白对血液中胆固醇含量的影响，其中大多数研究是以游离豆类蛋白或结合豆类蛋白为依据做出的结论。游离豆类蛋白是豆类蛋白的一种粉末状形式，常常被用于粉末状减肥饮品或其它产品中。结合豆类蛋白是一种用豆面制成的肉类替代物，常常用于制作热狗、汉堡包和香肠。人们也可以买到固态形式的结合豆类蛋白。

研究人员发现，每日将47克豆类蛋白代替动物蛋白摄入体内，可以使机体总胆固醇水平降低9.3个百分点，而使无益的低密度脂蛋白和甘油三酯分别降低12.9和10.5个百分点。

坐落于乌尔班纳·香巴尼的伊利诺斯大学的研究员们，让25位具有高胆固醇的男性采用低脂、低胆固醇食谱。他们被分为4组，以4周为一个疗程，连续4个疗程。在此期间，他们用含50克豆类蛋白的松糕代替他们通常蛋白摄入量的一半。这些松糕中的豆类蛋白可为豆面、游离豆类蛋白和豆纤维或仅含游离豆类蛋白。（在实验过程中，他们有时食用不含豆类的松糕。）

结果怎样呢？食用仅含游离豆类蛋白松糕的一组男性，他们的总胆固醇水平降低了12%，且他们的低密度脂蛋白含量也下降了11.5%。既然总胆固醇含量每降低1个百分点可致冠心病的危险度降低2个百分点，那么这些人可使其冠心病的危险性降低24个百分点。参与此项研究的一些学者，在后期的研究工作中揭示了此现象的原因，发现21名高胆固醇男性患者，仅摄入25克豆类蛋白就降低了总胆固醇含量。

怎样认识豆类食物

不要认为豆腐就是大豆发酵食品。轻松些，让我们以这本书作为引导，使您感受到享用豆类能够带来的快乐。

游离豆类蛋白：一种豆类蛋白的粉状物，含于粉末状减肥饮品及其它豆制品中。

肉类类似物：这些以豆类为来源的"肉"包含冷盘、熏肉、腊肠、法兰克福香肠和汉堡包。

豆浆：正则簇豆类含脂量非常高。将烤干的大豆去皮碾碎制成粗制品，并且使用去脂技术，您可以从中得到至少百分之二十合格的豆浆。

豆奶：一种用完全浸湿的大豆和水制成的乳脂状的奶类饮品，可以直接饮用、冲泡麦片粥，也可在其他食物的烹调过程中用以代替全脂或脱脂牛奶。

印度豆豉：熟蛋糕、发酵的大豆，这些赋予印度豆豉特有的迷人风味。印度豆豉通常以炙、烤、蒸或加入汤中食用。

结合豆类蛋白：是由豆浆制成的肉类食品替代物，通常用来代替墨西哥辣味牛肉末或汉堡包中的部分或全部肉食。人们可以买到他的固体状商品，使用前加入水中。

豆腐：一种用豆浆凝固制成的白色奶酪状柔软的豆制品。食用时可以被切成薄片、方块或捣碎，可加入汤中煮或用旺火炒，也可蒸食或用作夹心蛋糕的夹层。

对初食豆腐者的指导

想要尝尝豆腐吗？以下介绍一些小技巧。

1.选择低脂或无脂豆腐。通常认为人们能从脂肪中得到30%–50%的能量。

2.选择与硫酸钙凝固的豆腐。这种豆腐包含约860毫克的钙，而豆腐与卤水(氯化镁)凝固只含258毫克钙。

3.购买袋装的豆腐。豆腐放置于水中或暴露于空气中，会含有较高水平的细菌含量。

您将从此不再渴望吃肉食制品

仔细清点一下豆制品，从豆腐到肉制品替代商品(如当地超市中出售的蔬菜汉堡)。在健康食品储备中，您将可能发现游离豆类蛋白、结合豆类蛋白和大豆发酵食品。下述一些技巧能帮助您更好地享用您的豆类食品。

1.将捣碎的豆腐与切成块状的蔬菜、香菜和调味品混匀，用作蔬菜的蘸料或三明治的夹层。

2.将豆腐切成块状，与蔬菜一起用旺火烹调。

3.将豆腐碾碎加入意大利通心面条酱汁或墨西哥辣味肉末中。

4.用豆奶冲泡燕麦片或用豆奶替代汤、蛋糕、布丁及其它菜肴中的全脂牛奶。

5.将冰镇的香草豆奶和咖啡在速冻的杯中混合，制成新鲜清凉的“冰镇豆奶咖啡”。

6.将印尼豆豉切成薄片烘烤，然后在上面加一层普通的汉堡包配菜。这是注册药剂师米丹尔博士的建议。米丹尔博士是洛杉矶西太平洋大学的营养学教授，也是《米丹尔伯爵的豆类奇观》一书的作者。

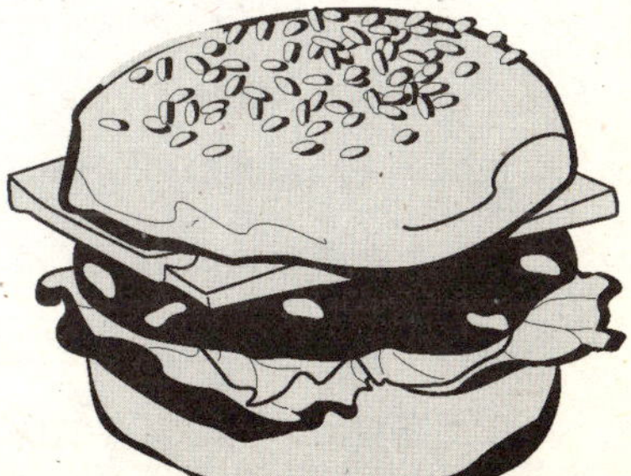

7.将游离豆类蛋白加入到烘烤食品中。

消除压力——不费吹灰之力的疗法

日常生活中每个人都承受着许多困扰，处理着让人头痛的事。紧张和烦躁带给人们的不仅是想要逃避的渴望，有证据显示，长期的紧张能升高胆固醇并可能引发心血管疾病。

幸运的是，您可以学会用一些简单的技巧，消除生活中的紧张。专家建议：学会将紧张视为一种考验，而不是自己必须完全战胜的“敌人”，这样对身体健康是很有好处的，它将减少紧张对您的身体带来的影响。换句话说，当您不可能总是控制产生紧张的来源时，您可以改变自己应对紧张时产生的反应。

不是所有的心脏专家都认为，紧张可以导致胆固醇升高。紧张的确对胆固醇水平有影响，尽管“它不像饮食那样重要”。迪安·奥尼斯医学博士这样认为。他是加利福尼亚索萨利托预防医学研究所的主席兼监理，也是《迪安·奥尼斯医生逆转心脏疾病计划》一书的作者。尽管如此，如果您想通过遵循低脂低胆固醇饮食，及改变一些生活习惯来降低发生心脏病的危险的话，为什么不顺便修正您对紧张产生的反应呢？张开您的嘴巴，数到10，看看保持冷静是否有助于您保持机体胆固醇的正常水平。

石器时代的反应

具有讽刺意味的是，石器时代的老祖先们对紧张产生的生理反应，可以帮助他们逃脱食肉动物的侵袭，而相同的生理反应在现代人(包括男性和女性)身上扮演的重要角色，却是使人们具有发展为心血管疾病的倾向。这种对紧张的反应被称为防御反应，是与生俱来的红的预警系统，它可以使您的身体抵御真实的或幻想的威胁。

当人体产生防御反应时，机体向血液循环中释放应急激素，例如皮质醇和肾上腺素。这些激素加促呼吸，提升心率，加速血流进入人体的四肢(以助于逃跑)。但是如果机体一天中总是触发这种内在的警报，这将为心脏病的发生埋下隐患。

奥尼斯医生认为：“紧张除了对血液胆固醇含量产生影响外，似乎还可以加速脂质斑块在脉管壁的沉积。”换句话说，紧张的危害不仅在于它对胆固醇含量的影响，还在于它对动脉壁的直接损伤。

“紧张可以导致您的动脉收缩，继而降低心脏的血流量，”奥尼斯医生说，“紧张可以导致一种称为斑块出血的现象产生，这是血管内皮的破裂可导致动脉阻塞。而且，紧张还可以致使血液凝集加速，从而使心脏病发作。”

动脉杀手：牛肉、黄油……衰竭

仅仅汉堡和黄油是动脉的杀手吗？再想想，许多年前，一项家喻户晓的研究证明，财会人员的血液胆固醇含量在税收季节较平时猛增100个百分点。另一项研究显示学生在考试期间，其血液胆固醇含量也会产生波动。还有一些其它的实验表明，紧张与高胆固醇值有关。

以色列的学者们调查了104位年龄在24—68岁之间的男性。这些人过去没有心血管疾病史，但是他们的工作压力大，被学者们界定为“衰竭”(这项研究把“衰竭”定义为体力上的疲劳、精神上的衰弱及一些其它因素)。经过控制年龄、体重和其它因素，研究人员发现最衰竭的男子比较最放松的男子的总胆固醇含量高出近14个百分点。而且，压力最大的男子其低密度脂蛋白的含量也明显升高，造成心血管损伤。

普罗维登斯(美国罗得岛州的首府)布朗大学、医学计划的研究人员抽取了，114位男性和女性的血液，然后实施了两项心理学试验，用于确定焦虑状态及人体对它的反应。消除了年龄、体重及吸烟习惯的影响，研究人员发现，常常压抑自己感情的男性同其他男性相比含有较高水平的胆固醇含量。而有趣的是，那些常常压抑自己消极情感的女性较其他女性的低密度脂蛋白胆固醇含量要低。一位研究员提示，情感压力所造成的生理上的伤害可能在男性身上表现的更明显些。

保持开阔胸襟

不幸的是：没有办法避免压力。但幸运的是：就如专家所述，人们可以用更加有利于心脏健康的方式去应对压力。“情感压力带来的影响与实际产生压力的原因毫无关系，而与您承受压力的程度关系密切。”洛杉矶治疗艺术中心的压力和意象学专家戴维·布雷斯勒博士说，“一些人经受很小的压力就垮了，而另外一些人却能面对很严重的压力，并且不发生任何问题。”

所以当您在没有受到压力带来的伤害前，考虑考虑自己的胆固醇水平，并且试着去掌握以下一些消除压力的技巧。

1.深呼吸。“您的呼吸反映了您的精神状态。呼吸是架立于思想和身体之间的桥梁，能够帮助您改变思维的方式。”奥尼斯医生说，“如果您正感觉焦虑不安，那么您的呼吸就变得越来越急促。但是有意识地使您的呼吸减慢加深，可以帮助您平静下来。”

2.做运动。据专家介绍，有氧运动(例如身体轻快的摇摆)能帮助减少血液循环中应急激素的含量。“运动是一个消除压力的好方法，”《约翰逊·霍普金斯预防和逆转心脏病指南》的作者、约翰逊·霍普金斯大学医学院、脂质和动脉粥样硬化研究部主任医学教授小彼得·克维特维奇博士说，“我建议大家进行规律的有氧运动。试着一天运动半个小时，每星期运动三至四次。”

3.不要把自己的时间安排得过紧。肯塔基大学医学院、医学和临床营养学教授、《安德森医生高纤维健康计划》的作者詹姆士·安德森医学博士认为，事务繁忙是造成压力的主要原因之一。他建议：“细心安排您的日程表，在必要的时候学会拒绝。”

4.变压力为动力。布雷斯勒博士的建议，“比方说，如果老板要求您在2个小时内提交一份报告，您可能会产生这样的想法：‘这太不公平了’或‘如果我干不好就会被解雇’。”布雷斯勒博士解释道，“这种想法可能导致您感到害怕或生气，同时也引发一系列与之相关的生理反应。”

布雷斯勒博士认为，如果您选择用下述方式思考：“这正是一次考验！我一定能在2个小时内完成。”那么您将变消极情绪为积极情绪，当然“您也可以用不同的态度来处理相同的情况，而这些态度将影响机体的反应，我们应该勇于接受事实。”

试着用以下几种方式放松自己

减轻压力的方法，例如瑜珈术和沉思都可以使人放松。班森医学博士说：这种生理反应可以降低心率和呼吸频率、减慢脑波、甚至可以降低某些人的血压。以下列举了几种行之有效减轻压力的方法：

第一：保持舒适。只要您喜欢，您可以坐着也可以躺着。

第二：闭上眼睛。

第三：握紧右拳轻轻的吸气，保持5–6秒，随后呼出并且放松。体会一下从您的手和前臂传来的紧张，比较胳膊放松和紧张的不同感觉。大约休息45秒后再做一次。

第四：用同样的方法对左手再来一次。

第五：从您的头部到您的脚趾都重复这种锻炼，依照后面的次序紧张和放松每一块肌肉组织：先是双手、而后紧张和放松您的二头肌，面肌(先皱眉再放松)，脖子，上背部(向后拉紧肩膀就好像要触摸它们)，胸部(向前收缩肩膀)，胃部，再着就是您的大腿和小腿。

茶叶——要喝就喝绿茶

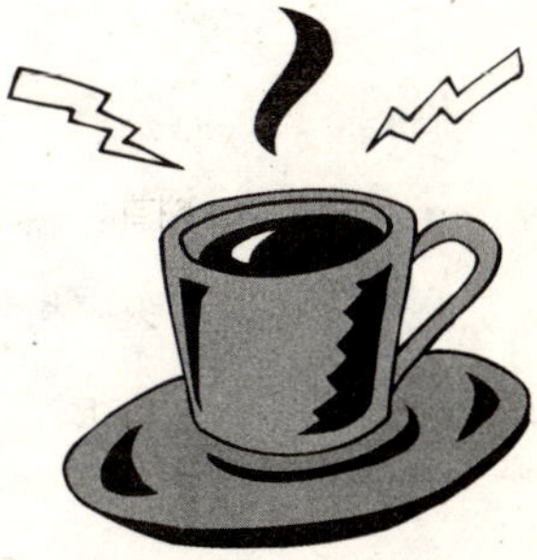

如果您每天能喝一杯或者两杯茶，不仅对您的心脏有利，而且这样的一天才算有意义。研究表明茶，尤其是最知名的绿茶，可以帮助我们抵预心脏疾病和降低血液胆固醇水平。

茶是世界上最广泛饮用的饮料，其受欢迎程度仅次于水。在茶的消费排行榜中，美国排第七，而且在印度和俄罗斯之后。

茶叶经过各种程序加工成三种基本类型：红茶，绿茶和乌龙茶。红茶，是多数美国人喝的类型，它的制作过程就是发酵，即：叶子部分被干燥，粉碎，随后放置几个小时，最后彻底干燥。绿茶，是各类茶中最受日本，韩国和中国人喜爱的茶，其制作比较简单，就是叶子经过蒸、滚和压碎而成。乌龙茶的制作介于红茶和绿茶之间，也是部分被发酵。一杯茶大约含有27毫克的咖啡因，而一杯捣碎的或热的咖啡只含有1/3的量。

据一些专家说：绿茶是经过最为科学的研究证明 ，其中含有对人体最健康的因素。

饮茶后的机体变化

许多研究者认为：茶里含有一种对心脏血管有保护作用的聚苯酚的化合物。聚苯酚作为一种抗氧化剂，能帮助吞咽丰富的激进分子，而这些分子则被认为是能够加速衰老，以及在心脏疾病和癌症等变质的条件下有破坏性细胞的混合物。绿茶所起的作用和聚苯酚密切相关，然而红茶和乌龙茶的发酵过程易改变和破坏聚苯酚。

马萨诸塞州的心脏血管研究中心的主任尼克罗斯博士说：聚苯酚可以帮助阻止"恶性"的低密度脂蛋白，胆固醇水平氧化。氧化是一种化学反应，例如金属生锈、香蕉变成褐色和有了斑点，而且氧化使低密度脂蛋白微粒更易依附动脉壁。聚苯酚也可能在阻止低密度脂蛋白聚集在冠状动脉起作用。他说：聚苯酚有着比维生素E更积极的抗氧化作用，而且一项研究表明，茶中含有的抗氧化自由基离子能够阻止血液凝结，而血液凝结则能导致心绞痛。

茶叶里含有黄酮类化合物和抗氧化化合物，这些化合物能够加速低密度脂蛋白胆固醇汇集于血液中。荷兰研究员通过对805个年龄在65－84岁之间的男人，进行为期5年的研究发现，食用大量黄酮类化合物(例如洋葱，苹果，葡萄酒)的人比那些吃很少量的人，得心绞痛和死于心脏疾病的机会少50%。

绿茶前景

另外两项研究揭示了绿茶的消费量和胆固醇水平降低之间的联系。

日本专家们通过对1371个年龄在40岁以上的男人调查发现，绿茶摄入量与心脏血管和肝脏疾病之间的联系。专家们得出，随着茶摄入量的增多，"良性"的高密度脂蛋白胆固醇水平升高、而甘油三酯(和心脏疾病有关的另一种血脂)、总胆固醇、低密度脂蛋白胆固醇水平低。实际上，总胆固醇在那些每天喝10杯茶甚至更多的男人体内，含量要比每天仅喝3杯或少于3杯的人低6%。

在日本另一项对1300个男人的研究中，研究员发现：绿茶饮用量越多，其体内的胆固醇含量越低。每天喝2杯或更少的男人体内，总胆固醇含量平均水平为193毫克/分升。那些每天饮用6－8杯茶的人，平均胆固醇指示数为188毫克/分升。而每天喝9杯或者更多茶的男人体内平均胆固醇含量更低为185毫克/分升。

饮茶指示

您希望彻底降低您血中胆固醇含量。您难道不应该把您的咖啡杯换成茶杯？及您应该喝大量的茶吗？

既然没有确实的证据证明茶能降低胆固醇，也不知道多大量的茶能起作用。然而有一些迹象表明：每天饮用几杯茶可能给您带来好处。如果您喜欢喝红茶，就要避免加入奶油，混合或全脂的牛奶，因为他们都有很高的脂肪。使用无脂的或者低脂的替代品替代他们。大多数人都喜欢喝不加奶油或糖的绿茶。您可以在一些大型的超市和最多的健康事物储藏室及亚洲食品杂货店找到绿茶。

无论如何，茶的用量都不能和一份完整心脏健康饮食所带来的益处相媲美。尼克罗斯博士说：应该将降低胆固醇的注意力集中在有效的饮食疗法上，例如减少饱和脂肪及食物中胆固醇的摄取。

当然饮茶也要适宜和慎重。尤其是您正处于不规则心跳，或心律失常中。“咖啡因是一种兴奋剂，它有加速心跳的倾向，人们喝药是为了控制心动过速，同时也要注意咖啡因的控制。”圣路易斯的营养学家、美国饮食学会的发言人迪克蒙博士说道。

控制甘油三酯——驯服这种易被人忽视的血脂

不要去考虑您的甘油三酯指示数到什么程度，甚至连甘油三酯是什么也不要去想。您应该这么做。有证据显示：甘油三酯的升高能够预知冠心病，尤其是对妇女和有糖尿病的人群。

您的级别是多少

像胆固醇一样，甘油三酯含量测定也用毫克/分升表示。下面是国家胆固醇研究计划为甘油三酯水平定级的指导方针。

200——临界高度

400——高

1000——很高

甘油三酯，血液中最主要的脂肪之一，来源于由食物带来的或由肝脏产生的脂肪酸。和胆固醇一样，甘油三酯也用毫克/分升来估量。

在佛雷明汉心脏研究中，该项研究跟踪调查了马萨诸塞州的佛雷明汉超过一代以上居民的健康得出："高浓度的甘油三酯的水平(150毫克/分升或更高)是那些高密度脂蛋白胆固醇水平(低于50毫克/分升)低的人患冠心病的预报器。"卡斯特医学博士说。他是佛雷明汉心血管学院的主管，大都市西方医学中心的一项健康项目。

芝加哥西北大学药学院的助理教授曼德森博士说："高甘油三酯在女人体内比在男人体内更起一个重要作用，甘油三酯水平在那些不节制饮食的人群中同样很高，而不节制的饮食正是心脏病隐患因素。"

大多数专家都认同高甘油三酯指示数不应该被忽略，尤其是低密度脂蛋白胆固醇水平高于正常，并同时伴有高密度脂蛋白胆固醇浓度低于正常的现象。

挑战事实

甘油三酯对于生命是最基本的。但是甘油三酯消耗的越多将促使机体产生更多的胆固醇。"高胆固醇和高甘油三酯之间有间接的联系，"俄亥俄州的克利夫兰临床机构的心脏病专家、《心脏病患者最重要的50件事》的作者帕斯克医学博士说，"甘油三酯和低密度脂蛋白胆固醇类似能被循环代谢和生成。低密度脂蛋白作为甘油三酯代谢过程的一部分易于变小和聚积，而这正是动脉粥样硬化的危险因子。

食用一些鲑鱼

鲑鱼和金枪鱼等肥鱼中的胆固醇结合了3位脂肪酸能帮助降低已升高的甘油三酯吗？一些专家的回答是肯定的。

爱德森博士说："研究发现这种结合在降低甘油三酯的同时，也降低了胆固醇的浓度，"此人不仅是医学博士、药学和临床营养学方面的教授、还是《爱德森医生使用高纤维健康指南》的作者。他还建议每星期要吃两次鱼。但是您必须清楚不论清蒸还是红烧都比油炸的效果好。

卡斯特利博士说：鱼油能降低胆固醇含量，而且波特兰的俄勒港市康复大学的研究显示，只有鱼油才能把甘油三酯的浓度1000毫克/分升降低到500毫克/分升以下。他还说，每天吃3-4毫克的鱼油，就差不多已经满足体内的需要了。

一些研究得出甘油三酯的浓度与心血管疾病之间没有直接的联系，但是另外的研究则发现二者之间有着重要的联系。下面列举了其中一个例子。

佛雷明汉心脏研究发现：高浓度的甘油三酯和较低浓度的高密度脂蛋白胆固醇是50岁以上男性和女性冠心病的预测器。“甘油三酯的浓度高于正常值和高密度脂蛋白浓度低于正常值的人群都会有许多其他问题，综合在一起恰恰增大了心脏病和糖尿病的危险系数，”卡斯特利博士说，“有一些人则忽略了胆固醇的反映，因为他们的总胆固醇和低密度脂蛋白胆固醇水平不高。”

挪威的研究者们分析了24535个中年妇女的甘油三酯水平。他们发现随着甘油三酯指示数的升高，冠心病导致的死亡率也会升高，就像其他所有原因引起的死亡一样。而对25058个男性研究中，则得出死亡率与甘油三酯水平无关。

巴尔的摩市约翰斯霍普斯金医科大学的研究者们，分析了心血管疾病和各种血脂成分之间的联系。这项研究参照了1400个年龄在50-69岁的妇女。在长达14年的研究中得出，高浓度的甘油三酯(500毫克/分升以上)并同时伴有低水平的高密度脂蛋白(50毫克/分升以下)，将会提高心脏病的死亡率。研究者们还发现，甘油三酯浓度的升高能预知死于冠心病的妇女。进一步讲，他们建议胆固醇反映指数应该重新评定，这样才能体现高密度脂蛋白和甘油三酯在决定妇女体内危险因子的重要性。

最后，根据新奥尔良市奥尔顿奥克斯纳医学机构的研究得出：在降低低密度脂蛋白胆固醇时候，甘油三酯水平高的人会比其他人有更多的问题。研究者们记录了313个心脏病患者的康复过程。他们所有人的胆固醇都高，其中39人的甘油三酯都已升高。这组人采取了3个月的低脂、低胆固醇的饮食。

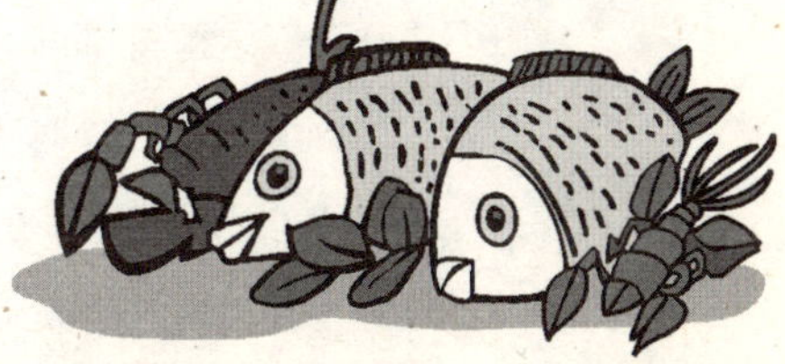

在研究结束的时候，整个群体在总胆固醇，低密度脂蛋白和高密度脂蛋白方面取得了明显的改善。但是在低密度脂蛋白胆固醇水平

或者低密度脂蛋白与高密度脂蛋白的比率方面，那些甘油三酯水平高的人，没有取得有意义的改善。据研究者们说，甘油三酯水平高的人，也许需要更为有力的非药物治疗去改善他们的胆固醇。

减少脂肪

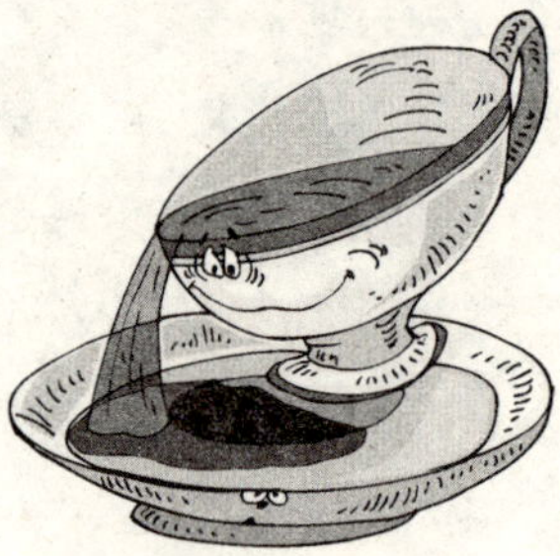

卡斯特利医生："理想而言，您的胆固醇水平应该在150毫克/分升以下，冠心病患者的甘油三酯水平应尽可能在100毫克/分升以下。"

大多数专家建议有步骤地降低胆固醇，对那些高密度脂蛋白胆固醇较低或者低密度脂蛋白胆固醇水平较高的人更为重要。"高浓度的甘油三酯水平，对于有冠心病的患者是一个警告的提示，"彼得博士说，"他们需要小心照看。"彼得博士不仅是药学教授，也是巴尔的摩市约翰斯·霍普斯金医科大学粥脉动样硬化学会的主任，同时他还是《约翰斯·霍普斯完全手册指南——预防和阻止心脏病》的作者。

康心指南

花生酱：并不仅为孩子而准备

它曾经是孩子们午餐盒的一种必备品，而且成年人也很喜爱。但是在一段时间以前，人们对它的热情有所减少，那是因为人们发现它里面含有很高的热量。

令人惊奇的是，研究表明花生酱能够帮助减肥以及降低胆固醇。花生酱为单分子不饱和脂肪，并已被认为对心脏健康有利。布里格姆女子医院及哈佛药学院的研究显示：减肥者吃大量的单分子不饱和脂肪能够减肥。而且，正是由于单分子不饱和脂肪的化学结构，花生酱才能帮助降低甘油三酯和低密度脂蛋白胆固醇水平，同时还保持高密度脂蛋白的水平不变。

另外一些研究还提出了新的好处：花生酱可以使纤维蛋白原(是一种凝血蛋白，当它含量很高的时候和冠心病有关。)大量减少；同时花生酱含有葡萄糖、胰岛素和低浓度的低密度脂蛋白微粒。所有这些因素都能帮助预防心脏疾病的发作。

这里建议成年人应该食用花生酱。

● 在您的整个面包片上铺一大匙花生酱。

● 在花生酱果冻三明治里，替换新鲜的草莓切片。

许多医生说，幸运的是您可以通过生活方式的改变，来降低您的高浓度的甘油三酯水平，以下罗列了一些最为普通的降低甘油三酯水平的方法：

● 减肥。凯特医生说："甘油三酯和体重减少有很好的关联，失去5-10英镑的重量就能明显地降低您的甘油三酯。"

● 戒酒。研究显示每天饮用1杯或2杯酒，就能升高您的高密度脂蛋白胆固醇水平，酒精易能升高甘油三酯的浓度，因为它降低了分解甘油三酯的酶的浓度。旧金山市加利福尼亚大学药学副教授托马斯博士说："有遗传甘油三酯问题或超重的人，即使每日晚餐仅饮1杯葡萄酒，也能提升其体内的甘油三酯的浓度。"

● 避免食用纯的碳水化合物和糖。部分提纯的碳水化合物，像白面粉和米；糖制食品里面的提炼糖；甚至一些高糖果汁也将升高一些人体内的甘油三酯，卡斯特利医生说："食用一些合成的化合物，例如混合面粉，糙米，大麦和燕麦片，能帮助降低甘油三酯。"

● 锻炼。卡斯特利医生说："每天只不过散步200米就能大大降低您的甘油三酯和升高您的低密度脂蛋白胆固醇水平。"

● 考虑药物疗法。托马斯医生说：如果所有的方法都失败了，您的医生可能会建议您采用药物治疗来帮助降低已升高的甘油三酯。卡斯特利医生说：所有的药物都存有潜在的副作用，因此当您使用药物时，一定要和您的医生讨论任何可能的不利方面。

蔬菜——并不仅仅是盘中餐

对于我们中的许多人而言，不喜欢吃蔬菜，差不多已和爬树、玩洋娃娃一样，都

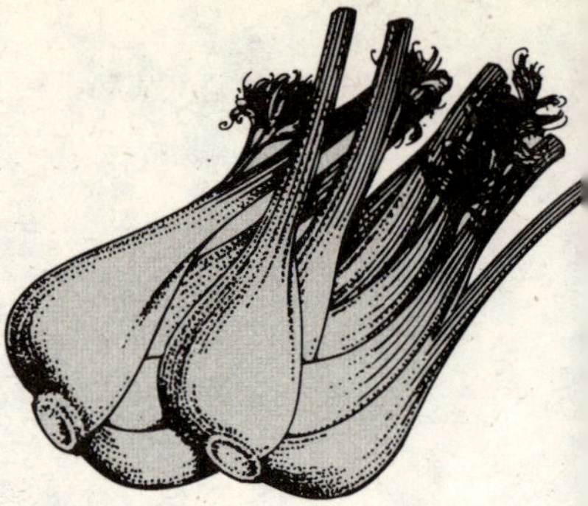

成为我们童年的一部分，幸运的是我们已经走出了这种歧视。作为成年人，我们不但应该品尝一下豆子，花菜，而且也该尝试小白菜，现在我们也开始欣赏它们对健康所带来的益处。

事实上蔬菜是无脂的。如果您正处于降低胆固醇的计划中，食用蔬菜对您是有帮助的。“同样，您的饮食中加入的蔬菜越多，您消耗的脂肪越少。”美国营养学会的代言人，加利福尼亚曼哈顿比奇的营养学家雅粹克医学博士说。蔬菜里含有纤维——不容性纤维，能够提升规律性和降低结肠癌的危险，而可溶性纤维，能够帮助降低血液胆固醇水平。可溶性纤维存在于许多我们受欢迎的蔬菜中，例如豌豆，玉米及土豆。

最为重要的是，蔬菜里含有很低的热量。从本质来讲，只要您想吃，您可以吃许多牛排西红柿汁、脆的糖荚豌豆、红色的橘子及黄色的胡椒。美国营养学会的代言人，加利福尼亚圣莫尼卡的营养学家兰克博士说：“美国人喜欢吃许多食物，当他们吃较少食品时，他们就会感到匮乏。但是您可以吃很多蔬菜而且感觉良好。”

仅有一种为难人的问题：就是如果您沉浸在黄油、乳脂酱或者奶酪汁或在上面加一些盐，您将得不到所有由蔬菜带来的好处。如果做出的蔬菜没有滋味，您可以不必去吃。用药草、香料及调味品就能把毫无修饰的烤马铃薯或简单的绿豆子转变成名副其实的蔬菜乐事，而且您的心脏也会感谢您。

绿色食品，有重要作用的绿色食品

关于蔬菜(水果)降低胆固醇水平所带来好处的最著名的研究中，其中一些是由印度人所研究的。在其中的一项研究中，研究者们让600多个有冠心病危险的人采用了低脂，低胆固醇的饮食。其中一半人每天的水果、蔬菜的摄入量提高到400毫克或者更多，而另一半则不变。12个星期以后，吃很多水果和蔬菜的特定人群的总胆固平均降了6.5%，而且他们体内“恶性”的低密度脂蛋白胆固醇也降低了7.3%。更重要的是，这些人体内的有益心脏健康的高密度脂蛋白胆固醇升高了5.6%。那些没有额外增加纤维食物的人的总胆固醇和低密度脂蛋白胆固醇水平则没变。

在印度人的另一项研究中，研究者们让400个以前有心脏疾病的人采用了低脂，低胆固醇的饮食。和第一个研究一样，一半的人食用许多的水果和蔬菜而另一半则不变。三个月之后，那些食用大量水果和蔬菜的人的总胆固醇降低了27个点，即从226毫克/分升降低到199毫克/分升。他们的胆固醇指示数也降低了，但只是降低了14个点，即从229毫克/分升降低到215毫克/分升。

烹调指南

健康心脏指南

真的沙拉调味料:油并非都起坏的作用

如果您不走极端，用油做的调味品对您身体及它的发动机——心脏会有好处。

用菜籽油或橄榄油制成的调味品，含有降低胆固醇的单分子不饱和脂肪，用菜籽油或胡桃油制成的调味品为1位亚油酸和3位脂肪酸的重要来源。3位脂肪酸能够帮助维持您的心律，另外，它还能控制由类风湿关节炎和严重的月经腹部绞痛而引起的疼痛，抵抗气喘、乳腺癌、低血压等。其它的蔬菜油提供，像β-胡萝卜素、叶黄素和玉米黄质的植物化学制品，所有这些成分都能抵御癌症以及保护您的视力。

您使用这些油时必须适度，因为每一大汤匙的重量，就含有120卡路里的热量。如果您过度的食用沙拉，升高的热量则能抵消任何潜在的好处。

制作您自己的沙拉调味品要比您想的要快，这不但尝起来不错，同时也对您的心脏非常好。

乌梅调味品

做成1杯新鲜的或解冻、变干的冷藏乌梅，要使用1/4杯的意大利香醋、4茶匙的橄榄油、一撮碾碎的胡椒粉，然后在一个小碗上放一个干净的筛子。用匙的背面在筛子上压乌梅从而去掉种子，然后往浓汤里再加一些醋、油及胡椒粉混合而成。

每2大汤匙：35卡路里，2.3克脂肪(卡路里的59%)，0.1克蛋白质，3.5克的糖，零毫克的胆固醇，0.7克的植物纤维，1毫克的纳。

您不必为了极好地重视清蒸芦笋或新鲜的玉米穗而成为一个素食者。“不使用丰富的、油性的调味品，也有许多方法可以增进蔬菜。”纽约曼哈斯特的北海岸大学医院的营养学顾问劳瑞博士说，这些方法能够帮助增加蔬菜的营养和味道。

● 选用新鲜的或冷藏的蔬菜而不选用罐装的。他们里面含有很多营养成分而且尝起来不错。如果您选择冷藏的，一定要仔细地阅读包装，以确定该产品不含有额外的盐和脂肪。

● 清蒸蔬菜要比煮的效果好。美国营养学会的代言人、洛杉矶的营养学家班提诺林医学博士建议。她说：“清蒸蔬菜在5分钟以内就能食用，且能保持大多数的营养成分，品尝起来是松脆的、美味的。”

在高温烘烤的土豆和清蒸蔬菜上，混合一些脱脂的酸奶、大蒜，少量的碎盐和咖喱粉、卡宴辣椒，这样结果会非常美味。

● 美国营养学会的代言人、亚利桑那的穴居克里克族的营养学家贝克博士建议：“时令蔬菜加一些糯米醋或其它有风味的醋，那将会使它的味道更棒，同时还会消除了盘子中的油腻。”

● 劳瑞说：“用药草和香料增加烹调的蔬菜活力。”她还说莳萝放在胡萝卜上尝起来非常好。您或许会在一个烤熟的土豆上放一根细香葱，用大蒜和迷迭香带出鲜嫩豆子的风味，或者在一个芳香的土豆上洒一些姜粉。

● 下一次户外烤肉野餐时，您不要带排骨而是要烤一些蔬菜。兰克建议：“把切成薄片的茄子浸泡在生姜、大蒜和低钠的烧烤调味汁中，随后把它烤熟。此时的味道比大米还要好。”再试着烤一些蘑菇、胡椒、西葫芦，无论什么地方卖烧烤的配件，您都能找到合适的烤肉叉或支架。因此食物不会落入煤或燃烧炉中。

想为蔬菜做1杯低脂的奶油调味汁吗？将1茶匙的奶油和1茶匙的面粉混合在一起，然后加热2分钟，与此同时慢慢地搅拌加入脱脂的牛奶，然后再加一些适合蔬菜的佐料。玛瑞琳博士建议这么做，他是费城宾西法尼亚州医院本杰明·富兰克林健康中心营养学顾问。

克兰波医学博士说，要用心准备蔬菜。他是佛罗里达波巴诺比奇大西洋健康疗养地的健康主管，也是《完全的严格素食主义营养学》的作者。他说：“您不必吃干燥的、简单的蔬菜，对它们要有一种愉快的心情。当您做意大利菜丁时，要用许多绿色的、黄色的蔬菜。优质的大米和面条与中国特色爆炒的蔬菜混在一起，这会非常美味。如果您喜欢东印度的烹饪，那么您就要学会制作蔬菜咖喱粉。

● 不要在蔬菜里放大量的盐。高钠饮食可能引起高血压，且对您的心脏比高胆固醇更不好。华盛顿的对药物负责的意识委员会的会长尼尔博士说："减少盐的摄入量，就像降低您饮食中的脂肪一样。也许您习惯于多盐，因此您可以在您的花椰菜上加一些柠檬汁而不是加盐，柠檬汁能制造出世界上所有的特色风味。"

素食——不吃肉的正确态度

如果"素饮食"这个短语使您想起了紫苜蓿苗芽和豆腐，那就到了该更新您观念的时候了：蔬菜烹饪非常的受欢迎。部分地由于公众们对于健康利益的认识、对于高雅的重新认识、熟练的准备和调味品刺激了素食者重新流行，并且是自20世纪70年代的第一次素食主义流行以来的最为空前的大流行。

事实上，您甚至认为您自己是素食主义新种类的一部分，即兼职素食主义者，也就是每星期吃几次用意大利面食、谷、豆子做的素饭。

一般而言，一个素食主义者的饮食是低脂、低胆固醇、高纤维。实质上，有相当多的证据显示，素食主义者很少得许多慢性病，包括冠心病。

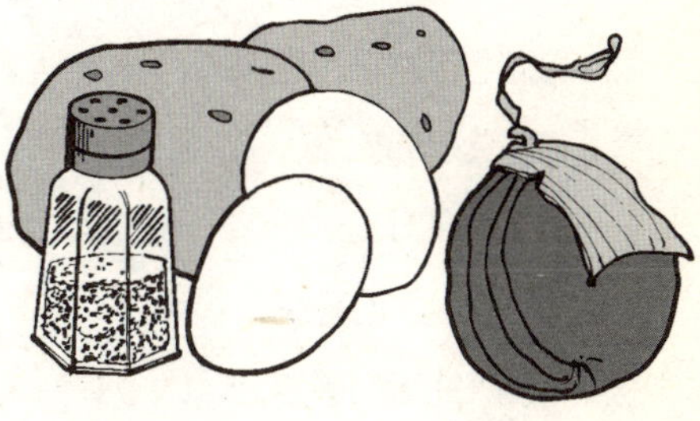

只要您遵循一些基本的指导方针，素食就能提供您身体所需的所有营养成分。素食是可口的——远比您所想的还要舒适。

远离食肉

一个又一个的研究证明了，素食主义者与良好的心脏健康是有关联的。也许最著名的研究，就是由奥瑞斯博士领导的生活模式心脏试验。奥瑞斯博士是位于加利福尼

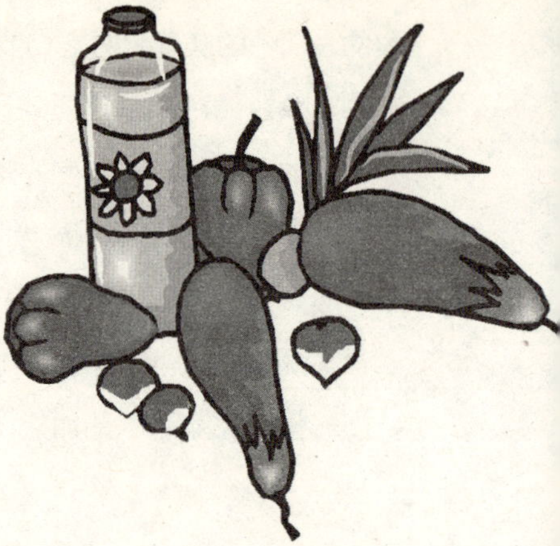

亚的索萨利托预防医学研究协会会长和主管，同时还是《奥瑞斯博士预防心脏疾病纲要》这本书的作者。在这项研究中，奥瑞斯博士和他的同事们，对28个有冠状动脉粥样硬化症(动脉里有脂肪色斑)的人，采取了一年的低脂的素饮食。结果发现这种饮食仅仅能够获得脂肪的10%的热量，同时这28个人也停止了吸烟，并且从事稳健的锻炼，包括散步及学习重要的管理技能，例如沉思、瑜珈修行法等。

另外20个有动脉色斑的人，则采用了惯用的治疗方法。他们和所有的人一样吃降低胆固醇的药物，并且还吃一种能从脂肪中获得30%热量的食物。

一年以后，研究者们发现遵循低脂素食的人中，有82%的人的动脉阻塞程度比他们研究开始前要轻的多，而采用药物治疗的那组人的动脉更为阻塞。通过研究得出：素食可以使动脉阻塞程度非常严重的人能够得到较大的改善。

来自纽约市美国健康机构的研究员们，把严格的素食主义的基督教徒和吃典型美国饮食的人做了比较。严格的素食主义者是所有素食者中对自己要求最为严格的，他们不吃任何来自动物的食品，包括鱼、家禽、乳制品和鸡蛋。研究人员发现基督教复临论者的平均总胆固醇水平降低了25%，而他们平均低密度脂蛋白胆固醇(坏指数)则降低了38%。

在对超过1900个素食者长达11年的研究中，德国的研究员们发现他们中，由各种原因引起的死亡比普通人群下降了1/2，同时由于心脏病导致的死亡也降低了1/3，而且研究者们观察到，大多数素食者都不吸烟，而且体重几乎不超重，说素食者们长寿却并不无道理。

中国研究员比较了55个年轻的中国佛教徒素食者和既吃肉又吃蔬菜的59个中国医学院学生的胆固醇水平。比较结果发现至少有2年不吃肉的素食者，平均比既吃肉又吃蔬菜的学生少消耗7%的脂肪，3%的蛋白质，10%的糖。更进一步，学生的胆固醇水平有了明显的提高——男性升高了25个点，女性升高了36个点。

为蔬菜做好准备了吗?首先读下面的文章

素食不是自动地有益健康。比萨饼、土豆片、巧克力牛奶水果派这种固定的饮食，也许满足了您的味觉，但是并没有满足体内对维生素和矿物质的需求。以下是怎样确定，您得到的营养成分里是您体内所需要的，并且不含有您不需要的脂肪和胆固醇?

同样，当您出去就餐时，一定要清楚您想让您的食品中含有少量的脂肪还是不含脂肪。苏曼博士解释说："一份简单的意大利通心粉可能含有4茶匙的黄油。"

最为重要的是，确定您的饮食含有大量关键的营养成分。素食主义者的饮食也许缺乏蛋白质、维生素B12、锌、铁、钙。

您属于哪种素食者?

素食者有几种类型，他们所有人都吃水果，蔬菜，谷物，豆类。但是有一些素食者吃奶制品和鸡蛋，而另一些人则不吃。一些人甚至被界定为兼职素食主义者，也就是每星期吃几次用意大利面食、谷、豆子做的素饭。以下是素食者最为普通的类型简要：

- 半素食者吃家禽、鱼和奶制品。
- 乳酸、鸡蛋素食者既吃奶制品又吃鸡蛋。
- 乳酸素食者吃奶制品而不吃鸡蛋。
- 鸡蛋素食者吃鸡蛋而不吃奶制品。
- 严格素食者不吃家禽、鱼、奶制品或鸡蛋。

卡斯特利医学博士说："如果您要采取素食，您必须知道怎样能得到足够的营养。"他是佛雷明汉心血管学院的主管，马萨诸塞州的大都市西方医学中心的一项健康项目的负责人。

- 假如您的饮食忽略了所有的动物产品，您也许会缺乏蛋白质、维生素B12，因此要保证您的饮食中含有丰富的植物蛋白就需吃，例如豆类植物、豌豆和坚果等食品。

同样，吃谷物不能增加维生素B12(仅在动物体内发现的一种天然的营养)成分的摄取。如果您仅放弃吃肉而不放弃鸡蛋和奶制品，您很有可能获得您体内所需的维生素B12。

● 如果您放弃吃肉，那么您同时也失去了大量的锌、铁和钙。但您能从豆腐、豆类植物、豌豆和富含钙的桔子汁中，得到这些极重要的营养成分。

同样，应多吃豆类植物，纤维、高纤维的谷物，燕麦和蔬菜。

步行——随时随地的锻炼

“步行是良药，当然定期的健康运动也能使妇女们受益。”希腊内科大夫黑波克瑞特说。实际上，步行对每个人来说都是良药，无论他们的年龄或健康水平如何。研究表明步行能帮助改善您的胆固醇水平，降低血压，降低心脏病和糖尿病发病风险，“步行是最好的药，因为您能永远做到。”卡斯特利说，他是佛雷明汉心血管学院的内科主任、医学博士，麻萨诸塞州西部医疗中心的负责人。

“能够降低心脏病风险的许多运动，是由于它们能够增加高密度脂蛋白。”瑞谱说，他是医学博士、波士顿医科大学临床和生活方式研究中心主任，《健康散步》的作者。对身体有利的高密度脂蛋白，有助于把对身体不利低密度脂蛋白排出体外。

“而且，您不需要拥有昂贵的设备，步行是简单但有效的，能给您带来益处的练习，所以到户外散步吧。”山德朗克说，他是哲学博士，印第安纳西拉法叶大学人体运动学的副教授。

因此愉快地散步，有助于保持心脏健康。

有大量证据表明散步能促进心脏健康，达拉斯需氧研究协会的调查者，给13000人进行脚踏车试验，追踪了8年他们的健康情况。他们发现，一天步行1.5小时的人与那些一周跑30-40里的人一样，都降低了过早死亡率。

普洛沃(美国犹他州一城市)布里根青年大学的研究者，检查了影响3600多人胆固醇水平的行走方式。“在每周步行2.5-4小时或更多小时的人群中，总胆固醇与高密度脂蛋白的比率低于那些不定期散步的人。”劳拉说，他是哲学博士、布里根青年大学的教授。

定期的愉快的散步增加高密度脂蛋白。10个惯于久坐的妇女，他们参加一个英国的研究。这些妇女(平均年龄47岁)执行散步制度3个月。欢快的散步增加了他们的高密度脂蛋白，6个月后(后3个月没有散步)，当研究者再次测量妇女们高密度脂蛋白时，他们发现妇女们的高密度脂蛋白恢复到了原来的水平。

散步也能清除高水平的甘油三酯(另一个与心脏病相关连的血脂)，通过刺激某个酶，它把甘油三酯从血中清除。休斯顿贝勒医科大学的研究者们让一个12人小组散步2小时，而另一个小组则不去运动，15个小时后，让所有的参加者都吃高脂的食物，吃完后再测甘油三酯，结果发现散步者的比那些不散步的人低31%。

走多远，走多快。

您不必全力奔跑去预防心脏疾病，去促进健康。每天或几乎每天愉快地走2里地就可以了。

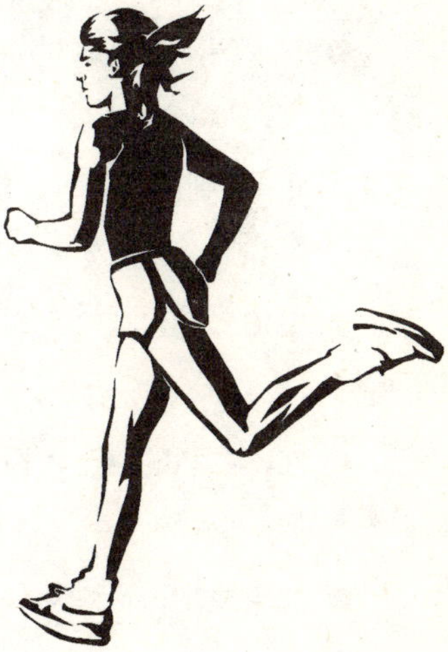

快走是一个好方法，它可以让人一天充满活力，这一点已经得到美国运动医学大学和亚特兰大疾病控制预防中心的专家的证实，许多专家都认为散步的速度并不决定效果。

需氧研究协会的研究者让59个妇女一天走3里，一周走5天，走了6个月。每组以不同的速度行走，第一组妇女12分钟走1里，第二组15分钟走1里，第三组20分钟走1里，走的最快的那组妇女的健康状况优于走的最慢的那组妇女，但是三个组高密度脂蛋白水平相差不到6%。

走多远呢?“不要走的太快太远，以一种令人舒服的步速，走一个令人舒服的距离就可以了。”安娜米勒建议，她是纽约城健康服务中心的主任。

德克萨斯州达拉斯大学西南医疗中心副教授彼得森尔说：“当您步行的时候，您应该能够进行谈话。”

瑞谱博士说：“如果说话时喘气，走得慢些，您得一步一步来。”

专家们说：“坚持比速度和距离更重要。”印第安那波里文森特医院印第安那心脏协会心血管修复中心主任瑞查得说：“在规律的基础上以一种令人舒适的速度步是很重要的，如果走路是有趣的，您应该坚持做。”

准备好，步行吧!

准备走路吗？专家提供的建议有助您保持速度。

● 买一双好鞋。您只需要很普通的网球鞋，不需要上百元的球鞋。您选的鞋应该是轻的、大小合适的、柔韧性好的，也有一个可吸收(吸汗)的鞋垫，容易穿着。瑞谱博士说。

● 安娜米勒建议，可以找一个散步伙伴，您可以邀请工作伙伴去散步15分钟休息，来代替咖啡休息。您甚至可以在上班前后让您的爱人去和您一起散步。

● 瑞谱建议，天气热的时候，穿宽松轻便的衣服，注意要在步行前或步行过程中多喝水。

● 在天气不太热时(早晨或傍晚)散步，可以穿一件轻便的外套，当您暖和起来时您能方便地将它脱掉。“注意您的脚下，您走的路可能是滑的或是危险的。”安娜米勒说。如果遇到风暴天气，您可以在家中上下楼梯锻炼。注意如果您有心脏病、糖尿病、哮喘或别的健康疾病，当气温低时在散步前，最好咨询您的医生。

● 安娜米勒建议，可以加入当地一个散步俱乐部，如果找不到的话那就自己开始吧。

● 在不熟悉的路上可以走得慢一些，您可以试着走附近不熟悉的植物园，或买一本当地散步旅行的书。立刻行动吧!

● 想象成功，设想欢快地走在路上，呼吸新鲜的空气，身体充满了活力。

核桃——古老食品的最新功效

在罗马的早些日子，核桃被看作是神吃的食物，为了纪念朱庇特，核桃被叫做“Juglans Vegia”，这是一个很好听的名字。

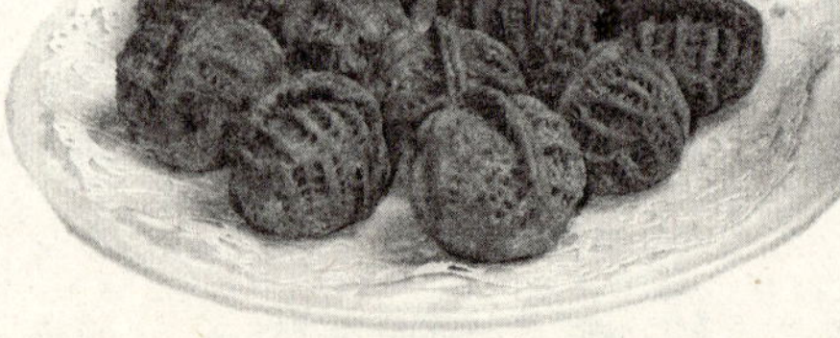

然而近些日子我们很可能惋惜核桃的高脂肪和高热量，而不去吃这种非常味美的坚果。

1盎司核桃虽然含有17克脂肪，180卡热量，但是记住：适当的吃核桃，可有助于降低您的血胆固醇，但不会破坏您的腰围。

含脂肪多的核桃怎么能消减胆固醇呢？答案在于这种坚果所包含的脂肪的类型。核桃中70%的脂肪是多不饱和的，它们对心脏的作用温和，与在瘦肉黄油奶酪中发现的饱和脂肪则相反。事实上，坚果的研究表明，核桃中多不饱和脂肪酸与饱和脂肪酸比为7：1，这个比值是自然界食物中最高的一种，研究表明，核桃也富含亚麻酸，这种α脂肪酸在卡诺拉油中也被发现。

吃坚果保持心脏健康

加利福尼亚罗马·林登学校两项研究显示，核桃有助于降低高胆固醇水平。研究者研究了31208个基督教信徒17天的生活方式和饮食。调查为什么在他们身上心脏病发生率和某些癌症发生率都比别的美国人低。研究者研究结果之一：1周5次或更多次吃坚果(包括花生和杏仁，核桃)的信徒们，心脏病的发生率或心脏病病死率比那些吃坚果少于1周1次低一半。

尽管坚果含有多的脂肪和高的热量。1周吃5次或更多次坚果的人，明显比根本不吃坚果的人瘦。洛马斯琳达大学公共卫生学院的医学教授富兰斯特说，这些人吃少量坚果，大约1次2盎司，但他们不是坐在电视机前拿着一罐坚果吃。事实上，作为一个电视迷更可能使您变胖，而不是吃一定的食物使您变胖。

这个研究首次表明了吃坚果与心脏健康之间的联系，因为它没有直接证明二者间直接的因果关系。因此罗马·林登的研究者们开始了第二次研究，测量了单独吃核桃者的胆固醇控制结果。

此项研究中，研究者让18个胆固醇水平正常的人，吃两种低脂饮食，其中第一组9个人同时一天吃3盎司的核桃(20%热量来自核桃)，第二组不吃核桃，在2个月的中间，二组交换饮食方案。.

结果第二组的总胆固醇平均为182mg/dl，第一组的总胆固醇是160mg/dl。而且对人体的不利的低密度脂蛋白，从不吃核桃前的112mg/dl降到吃核桃后的94mg/dl，降低了16.3%。富兰斯特博士说，这是18个年轻人的一部分研究，我们通过控制他们的饮食清楚地证明，核桃与血中的胆固醇降低是有联系的。

“胆固醇降低主要是核桃中的多不饱和脂肪酸起了作用，但是减少量比我们预计的要大些，因此也许还有一些别的因素的问题存在，它们也有助于降低胆固醇。”富兰斯特博士说。

鲜为人知的核桃的提示

如果您烧烤坚果的次数不多，也许您对于坚果的脱壳和存贮知识知道也不多，下面这些建议也许会对您有所帮助。

● 若不愿意剥壳，可以买去皮的坚果。去了皮的与不去皮的一样新鲜、鲜美。《加利福尼亚美味烹调》的作者，旧金山的厨师菲利普说。

● 您若在几个月内都食用核桃，您可以把核桃包好，放到冰柜中，以免核桃带有冰柜的味道。坎瑞建议说。

● 有时候，要去掉核桃的涩味，它源于核桃又干又脆的外皮中的鞣酸，那么把果子扔到沸水中1-2分钟后，涩味便可去掉了，或者在烹饪食物的最后出锅时再加坚果也可去掉涩味，否则涩味就会漏出。

加强心脏保护

第二次罗马·林登的研究表明，适量的坚果是降低胆固醇饮食的一部分。加利福尼亚饮食协会的营养专家斯鲁特博士说："食用坚果不要超出一定的限制。"同时，海波博士也说："我很犹豫是不是可以把一些食物看作是有魔力的子弹，因为把核桃加到色拉里与坐下来单吃一包核桃是两码事。"

吃核桃代替别的脂肪尤其是饱和脂肪酸，试试下面这些建议。

● 烤甜土豆时把去皮的碎核桃洒上去。

● 把去皮的碎核桃加到色拉中，它将增加色拉的风味和维生素E。斯鲁特博士说。

● 旧金山的厨师，《加利福尼亚美味》的作者菲利普建议，把碎的核桃加到煎饼糊中，用大约1/4杯桃核，做出大约8个3英寸大小的煎饼，可以也加1/4杯糊状的成熟香蕉，1/2杯的草莓，目的是进一步降低脂肪和胆固醇，可以用脱脂牛奶和鸡蛋替代煎饼糊。

● 如果您有一个食物加工机，可以弄碎坚果，使用这些配料能增加一系列食物的风味。您可以混合1杯磨碎的去皮核桃和半杯面包屑，然后在325度的烘箱中，烘烤15分钟或直到它们变脆、变成金褐色即可。此后与1/4茶匙的胡椒和1汤匙辣椒粉混合，然后冷却，最后把他们撒在色拉上、牛奶或鸡蛋等制成的面食品的汤上、代替帕尔马干酪。

鲁特博建议，为了做得甜一些，用2汤匙糖、1/2茶匙肉桂、1/2茶匙肉豆混合物代替辣椒，把这些洒到低脂或无脂的酸奶上。

减肥——瘦身又降脂

想尽力减少您的胆固醇吗？那么机会是有的。加利弗尼亚琳达社区医院、心脏病修复中心的主任医学博士漠瑞说："超过您的理想体重的20%–30%，有高胆固醇是很平常的事。"

而且，除去过多的体重有助于升高对身体有利的高低密度脂蛋白水平，它有助于清除对身体不利的低密度脂蛋白。超重的人一般有低的高密度脂蛋白，并且还常伴有高胆固醇和低密度脂蛋白。漠瑞博士说。

其中一个研究显示：除掉那些多余的体重有助控制您的胆固醇水平。去掉几磅呢？减轻您原体重的5%–10%，能明显地改善胆固醇水平。

检查您的胆固醇

大量的研究已表明在体重、高胆固醇水平和冠心病发生率三者间有联系。达拉斯西南学校德克萨斯大学、健康科学中心的研究者，使用了第二次国际卫生和营养检查调查的数据，检查了超重和高胆固醇之间的联系。这些研究者们进行两项独立的研究：男人一组，女人一组。两组都得出同样的结论，超重与高水平的总胆固醇和低密度脂蛋白，及低水平的高密度脂蛋白有联系，不管他们的年龄有多大。

最后一次称重

减轻体重是一回事，除去它是另一回事。这些建议能帮助您永久性地减轻体重。

● 加利福尼亚的一个内分泌专家、医学博士当波那说，降低体重的唯一方法是消耗的热量比您摄入的热量多，不只是今天或这周做，而是要长期规律地坚持做。

更重要的是规律的练习能维持或提高高密度脂蛋白。当降低饮食中的脂肪和胆固醇时，能降低总胆固醇的15%，同时也降低了高密度脂蛋白。当波那博士说："总胆固醇与高密度脂蛋白的比率，很重要的是没有被提高。"锻炼是我们所知道提高高密度脂蛋白最好的方法，这就是为什么一个改善胆固醇比率的减重计划，应该包括锻炼这一项内容。

● 避免零食。零食能减慢新陈代谢，使脂肪贮存。糟糕的是，您正常饮食时，您的新陈代谢依然缓慢，因此，您可能减重失败，多余的脂肪又回来了。

● 关于高蛋白饮食。人们喜欢吃椒盐饼干和硬面包圈，现在人们喜欢吃高蛋白质食物，比如吃牛肉，这些饮食可以使您发胖，若不正确食用的话，当人们通过饮食减肥了，他们会认为这是他们吃的少了所致，但是事实上是他们摄入了较少的热量。还有有一些饮食，会减少碳水化合物和糖的吸收，替代肉和蔬菜。对于我们大部分人来说，这些饮食就意味着，用有营养的蛋白质食物替代无营养的白面和糖。因此我们摄入高蛋白，最好的食物是对心脏有好处的瘦肉、家禽、鱼和低脂乳酪，因为它们的饱和脂肪酸含量低。

● 不吃脂肪。吃脂肪含量高的食物如午餐肉、黄油，很快就能使您增加体重。漠瑞说："每克脂肪含有9卡热量，是相同克数碳水化合物和蛋白质的2倍，他们每克含有4卡热量，所以您不要吃太多的含脂肪高的食物，以便减少较多热量的摄入。

● 多吃碳水化合物——小麦、豆类、蔬菜和水果。

为什么？因为人要吸收消化，代谢复杂的碳水化合物就需要更多的热量。转化100卡的碳水化合物变成贮存在人体内的脂肪，身体必须消耗23卡热量。而身体仅仅使用3卡热量就能将100卡的脂肪变成人体贮存的脂肪。

高碳水化合物的食物具有纤维含量高和热量低的特点。这些食物需要更多时间来咀嚼，这样就能帮助您减少了您摄入的食物数量。

● 细嚼慢咽。"您的大脑让您的身体知道您已经吃饱了需20分钟，假如您吃得快，您有可能吃多了。"斯科乐说。

吃饭时，您应该心平气和。在嘈闹的环境中可能会导致您吃得快，吃得多。在您开始吃饭前，要闭住眼睛，深呼吸，这将帮助您吃得慢。斯科乐说。

葡萄酒——为健康干杯

想一下，您住在巴黎，新鲜的面包、奶油做的乳酪和涂着黄油的小面包。然而，像其他法国人一样，您的心脏病发生率是美国人的一半。

欢迎光临法国。这里有一些神秘的事实是人们吃高脂肪的食物，与美国人一样有高胆固醇血症，高血压和嗜烟的习惯，然而法国人却有较低的心脏病发病率。为什么心脏病远离法国人呢?

许多研究者认为这是由于法国人经常饮酒。国内外的研究已经证明适量的饮酒，能降低心脏病发病率。

专家们还不能确定酒精对心脏的好处。但是他们知道适量的喝酒，有利于升高高密度脂蛋白。还有证据证明酒精可以减少血凝块的形成。

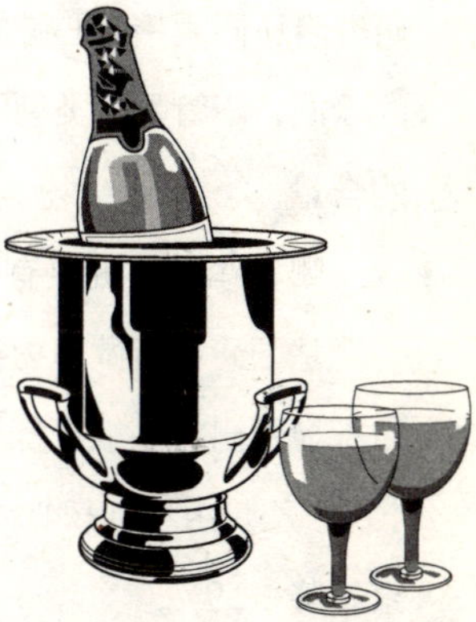

但是仍然存在一些问题，一些专家不能肯定是酒精还是酒里的其它物质，像抗氧化剂(如维生素C和E)降低了心脏病和癌症的发生，这些抗氧化剂也是预防心脏病发生的有利因素。大部分专家也认为：假如您不喜欢喝酒就不要喝。这里有一些关于酒与血胆固醇的关系的资料。

酒精对心脏的保护

许多研究证明适量的饮酒可以降低心脏病的发生。

法国研究者在56名健康的男青年中，测试了饮用红酒可能带来的好处，14天中，测试者们每天喝1盎司多的测试饮料——红酒、红酒的替代品和无酒精的红酒。虽然葡萄酒与酒精均可以增加血中高密度脂蛋白的含量，但是酒精也可以增加甘油三酯。但那些无酒精的红酒却可以不降低高密度脂蛋白。研究者发现和其它酒精饮料相比，喝适量的红酒有明显的好处。

另外一些证据也有助于解释为什么法国人在摄入较多的饱和脂肪酸后却很少发生心脏病。法国的学者研究了17个国家包括法国的数据，他们发现法国人较高的酒的摄入可以抵消较高饱和脂肪酸的摄入。研究者发现图卢兹(法国南部的一个城市)的居民每天喝约38克的酒精，比加利福尼亚的人摄入量要稍微低些。然而，在图卢兹心脏病死亡率是57%，比加利福尼亚要低很多。研究者说，酒精是一种药，应该规律地使用，每天适合的剂量是20-30克，若坚持下去，心脏病发病风险能降低40%。

喝红酒和其它的含酒精的饮料，也可以增加身体内一种可以阻止血液凝结的物质——tPA的活性。研究者观察了600名男性后发现，那些每天喝2-3杯酒的人，他们体内的tPA含量比那些很少或不喝酒人的多35%。

哈佛大学和波士顿妇幼保健医院的研究也表明了心脏病与饮酒之间的关系。参与者平均每天喝半杯到1杯酒，或喝更多的酒精饮料如啤酒、白酒或酒精饮料，他们发生心脏病危险比不喝酒的人要低。喝酒者体内高密度脂蛋白的含量比不喝酒人的高。研究者认同酒精对心脏的保护作用，因为它增加了高密度脂蛋白。他们建议规律适量的饮酒，不管哪种类型的酒，均可以降低心梗的发生，同时也可以增加高密度脂蛋白的含量。

哪种酒对心脏更有利，红酒还是白酒？那要看您问谁了。

法国研究者做动物实验，分别给予三组动物白酒、红酒或其它6%的乙醇。开始三组都显示出血小板降低了70%，当动物们禁酒约18小时后，白酒组的血小板聚集增加46%，乙醇组增加124%，但是喝红酒组的动物则显示出一个令人吃惊的现象，血小板聚集降低59%。

“喝红酒的小鼠的血小板在喝完酒后观察的一段时间里没有显示出反弹现象。最后它就像人类一样突然死亡。”研究者写道。

肯那斯庄敦心脏研究中心和新泽西岛的研究中心的一份调查显示，白酒同样对人体也有好处。

研究者们选了20名男性与女性，他们都有高胆固醇血症，让他们每天喝白酒或红酒180毫克，喝大约1个月，然后两组互相交换再喝约1个月，与此同时，他们想吃什么就让他们吃什么。最后两组在总胆固醇或高密度脂蛋白含量上的变化均不显著。白酒降低了密度脂蛋白，从167毫克下降到155毫克。研究者还发现两组均有降低血小板的趋势。

此外，奥克兰加利福尼亚皇家医学研究中心的调查者，分析了喝红酒与白酒的两组人，发现两组均有较低的心脏病发生率。

这是为什么呢？分析如下，红酒被认为比白酒有更多的保护作用，这里有更多的证据来证明，红酒在人体内发生了更复杂的作用。医学博士帕斯说：“他们是没有区别的(在红酒、白酒之间)，所有科学的证据均指出二者均可以降低心脏病发生的危险性。”帕斯是佛雷明汉心血管研究中心的主任，同时也是麻萨诸塞州医学研究中心的健康计划设计者。

鱼与酒:促进心脏健康的好搭档

人们喜欢一边吃鱼一边喝上一杯酒，特别是当饭桌上有鲑鱼或金枪鱼时。

丹麦的研究表明，这种饮食可以有助于阻止心脏病的发生，研究了被怀疑有心脏病的291名男性与女性(心脏供血不足)，首先，这些被研究者们诉说他们每天吃了多少鱼、喝了多少酒，然后研究者测量他们身体里三种脂肪酸的含量。

有较高的甘油三酯就有较高发生心脏病的危险性。简而言之，如果甘油三酯低，则发生心脏病危险性小。因此吃鱼可以降低意外致死性心脏病的发生。

研究者也发现喜爱吃鱼的人经常喝较多的酒，然而酒本身有一些可以肯定的积极作用，似乎是同时吃鱼和喝酒是对身体更为有利。

酒能够软化您的动脉吗?

一些学者发现在白酒里有一些抗氧化剂，而不是在酒精饮料里，他们是起好作用的。研究也发现在红酒中有一种抗氧化剂，能够减少低密度脂蛋白(氧化是一种化学过程，它可以增加血管里的低密度脂蛋白的含量)。

约翰·霍普金斯医学院、血脂与动脉硬化研究中心教授、《阻止和预防心脏病发生的指导》的作者凯特博士说：“红酒里有抗氧化剂(白酒也含有抗氧化剂)。”

威斯康星冠心病研究中心和麦迪森威斯康星临床医学院的预防实验中心的主任福特说：“这些抗氧化剂可以阻止脂肪在动脉里的沉积。”

在葡萄皮内被发现的一种叫软丝窝爱催(resveratrol)化合物，得到人们许多的重视。经动物实验证明，纯的软丝窝爱催可以降低胆固醇的含量，研究表明软丝窝爱催是酒中的成分，它可以降低血中胆固醇的含量。

加利福尼亚大卫斯得大学的研究者，从一组有正常胆固醇含量的人中抽出血作为样本，从样本中提取低密度脂蛋白，混合从红酒中提取出来的含酚的化合物与低密度脂蛋白，他们发现含酚的化合物降低低密度脂蛋白氧化能力的60%-80%。

伯明翰英国皇家医学院提供了最新的证据，证明红酒能提高抗氧化剂在体内的活性。研究者让10个人2天内只吃2顿中午饭，第一天中午吃饭时，每个人喝1瓶红酒，第二天中午，他们不喝红酒。吃饭后半小时，抽取每个志愿者4小时内的第一个血样品。

在饮酒吃饭后的90分钟内，研究者观察到人们血中的抗氧化剂达到一个高峰，研究者在只吃饭不饮酒的志愿者中，观察到血中的抗氧化剂有较少的变化。

饮酒之前

佛莱明汉姆心血管研究所，马萨诸塞州西部医疗中心的一个健康项目的医学主任威廉姆·凯特说，1瓶邦迪安克斯(Bordeaccx)酒并不会对阻塞的动脉起疏通的作用。同时一些专家认为，不应把酒当作胆固醇的清洁剂使用。一项研究结论认为："酒精的保护作用，是以许多人滥用酒精导致生命缩短为代价的。"一些其它研究也指出：适量饮酒有保护心脏作用，当剂量增加时危险性随之增加。

最少喝多少呢？俄亥俄州克里兰得临床基金会心血管病专家、《心脏病人应做的50件基本事情》的作者帕斯克博士说："如果您还没有饮酒，那就不要喝。如果您有每天饮酒的习惯，而且您的医生说一切正常，那么您就继续保持适量饮酒的习惯。"除了饮酒能减少胆固醇含量外，还有许多方法，如降低食物脂肪和适期锻炼身体也能减少胆固醇含量。

瑜伽——效果奇妙的减压器

如果"瑜伽"这个词使您想到包着头巾的东印度瑜伽信徒，那么从新的角度去看这个古老的信仰吧。近年来，瑜伽已丢弃了它的反传统文化形象。

越来越多的美国人信仰瑜伽，瑜伽在4000年前创始于印度，它能减轻背痛，缓减关节炎，增加它们的力量和柔韧性。有人把它作为一种天然镇静剂来缓减精神压力。马萨诸塞州瑜伽治疗中心的主任米歇尔说："练瑜伽有助您进入一些人所说的静态，在这种状态下思想变得更加镇静。"西方人最熟悉瑜伽气功，它强调呼吸，强调一系列的姿势。

洛杉矶从事20多年瑜伽教育的指导者克里斯汀那说："瑜伽的姿势是非常简单的，但既使是最简单的姿势，也能给您的健康带来很大的益处。"瑜伽治疗学家国际协会杂志社工作者克兰克说："瑜伽可能降低胆固醇水平。"

瑜伽与胆固醇

没有许多科学依据能说明瑜伽能控制胆固醇，但是有证据显示，压力能提高胆固醇的水平，甚至可以损伤冠脉，引发心脏病。有证据显示瑜伽能暂时改变心率和呼吸。根据班森指导的研究，瑜伽能减慢心率，减少耗氧量，使呼吸频率低于休息时水平，在某些人甚至可以降低血压。

加利福尼亚预防医学研究会的主席、《奥尼斯心脏病恢复手册指南》的作者奥尼斯博士说，一些研究直接显示出，像瑜伽这样的控制压力的技巧能降低胆固醇水平。奥尼斯博士为心脏病人设计了瑜伽练习技巧，包括呼吸、默想、想像和放松。奥尼斯博士还说，降胆固醇药物的使用是基于胆固醇是动脉硬化症最基本的决定因素这一理论的，现在奥尼斯博士越来越认为，别的心理因素包括情感压力，在心脏病的发生中有作用。

至少有一个研究，虽小但能支持瑜伽有助于降低血中胆固醇这一理论。印度的研究者们，让6个健康的年轻人每天做瑜伽呼吸练习，6个月后，他们的总血脂明显降低了。

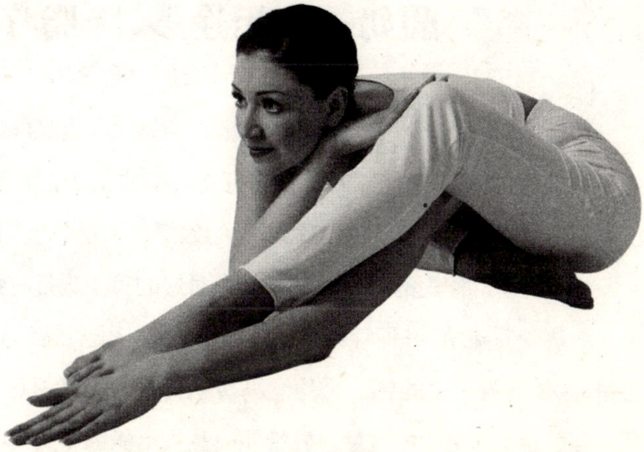

用自己的技巧做

有兴趣探索一下瑜伽对您的好处吗？参加一个瑜伽班，查黄页下的瑜伽教育或看一下您所在的当地，是否有提供瑜伽教育的场所，在您报班之前，确信瑜伽教师把瑜伽看成一种放松形式，而不是精神上的启蒙或者宗教练习，坐在教室合适的位置，这样您能看到教师的动作。奥尼斯博士建议。

找一个您感到能与自己相处和谐的老师，不要找一个认为瑜伽必须干扰工作，或者认为您必须达到一定水平的老师。找合适的瑜伽班就像试衣服一样，您必须找到适合自己的。

试一试下面这些简单的减轻压力的姿势：

1.站着或坐着时，把手放到背后，紧扣住您的手。

2.向上向外伸展，动作不要太剧烈以免伤害自己。

3.深呼吸，当呼气时继续伸展，扩大胸，紧扣着手。

4.继续深呼吸，气降至丹田，再让它出去，来回几次后，慢慢松开您的手。

卡尔提供了另一个简单的呼吸练习：

1.坐在一个舒服的椅子或沙发上，直起腰放松肩。

2.闭眼，用您的右拇指堵住您的右鼻孔，用左鼻孔做26次的深呼吸，然后用您的左拇指堵住左鼻孔，重复上述过程使您自己完全平静下来，进入一个平静的状态。

酸奶——用途多，降脂疗效好

严格地说，酸奶不能降低血胆固醇。但是这种食品能影响胆固醇水平，因为，每杯低脂的酸奶(不是全奶的)含有3克或少一些的脂肪，而无脂的酸奶根本没有脂肪，正如您所看到的，有大量用来做面膜的酸奶。

酸奶对您的胆固醇水平是有益的，对您的骨头也是有益的。酸奶是一个很好的钙库，能抗骨质疏松(一种骨量减少能使人在后半生痛苦的病)。1杯低脂或无脂的酸奶比1杯牛奶含有更多的钙，大约能满足您日常所需钙量(1000毫克)的30%-50%，而且，酸奶含有非常少的乳糖，乳糖使一些人不能喝牛奶或吃别的含钙丰富的食品，因此酸奶对于那些不耐受乳糖的人群来说是一个好的选择。酸奶也含有丰富的蛋白质和维生素B，并非所有酸奶都有这些特点。当然要注意不要吃含有全奶和含糖的酸奶，一些奶酪含有350卡热量和11克脂肪。

替代甜品

您是否想吃一个多汁的甜品，酸奶能解决这个问题。

试一下这些建议：

● 用低脂或无脂水果风味的酸奶代替黄油和糖果做的烙饼或鸡蛋饼。

● 做一顿味美的早餐，几汤匙麦片搅到一杯无脂的香草酸奶中。

● 费城宾夕法尼亚医院的营养顾问建议：把低脂或无脂香草酸奶与无脂的柠檬蛋黄酱混和，浇到鸡肉色拉上使它看起来就很美味。

● 家中做烧烤食品时，用无脂的酸奶代替奶油或脱脂乳，用咖啡过滤器或粗棉布过滤酸奶，您可以把稠的味美的过滤物涂到松饼和面包上。

● 纽约一家医院的营养顾问劳瑞建议：把普通的酸奶或香草酸奶和一些切碎的新鲜水果混和在一起吃。

● 用无脂普通酸奶或香草酸奶与水果汁混合，搅到起泡沫。

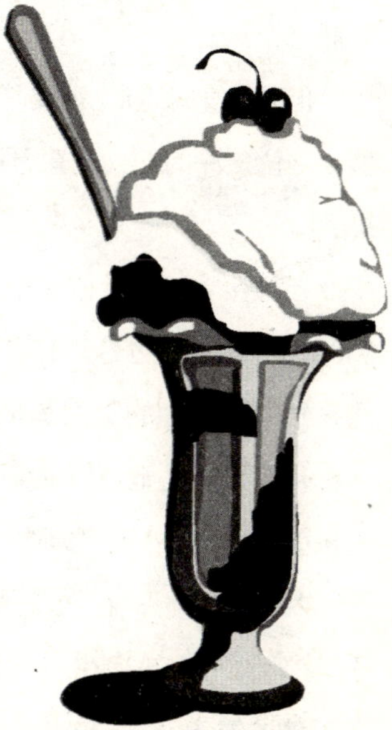

● 佛雷明汉医学主任威廉姆·卡斯特博士建议，如果您是一个冰淇淋专家的话，要吃低脂或无脂的冰淇淋。好东西很可能吃多，酸奶也不例外，有人吃2倍多冰淇淋的酸奶，结果变胖了，所以要知道您应该吃多少才合适。

劳瑞说，大多数糖尿病患者能吃人工甜味剂的食品，若您是妊娠糖尿病患者，为了您的安全，您不要吃有人工甜味剂的食品，把普通酸奶与一些水果混起来吃，这样效果较好。

具有突破意义的饮食疗法

——30天内将胆固醇降低30%

您想要一天三顿吃饱，并且还可以增加零食，但是能在30天之内减少胆固醇30个点吗？我们已经为您制定好了一份饮食计划。

这份推荐的营养食谱，旨在30天内降低胆固醇30个百分点，它提供了一天所需的大约2000卡的热量，包括55%的热量来自复杂的碳水化合物，20%来自脂肪，15%来自蛋白质和10%来自简单碳水化合物(糖)。其中20%的热量来自脂肪，仅仅有大约5%的来自饱和脂肪酸。典型的美国食谱中有13%的热量来自于饱和脂肪酸。

就胆固醇而言，这份计划要求的量是150毫克/天，这是美国心脏协会推荐量的一半(推荐量300毫克/天)，这份食谱比起典型的美国食谱来，它包含了更多的纤维和较少的钠。

如果您想要您的胆固醇在30天内减少30个百分点，您就不得不放弃典型的美国食谱(因为它有大约37%的热量来自脂肪)，而是要按照下面所介绍的饮食结构来安排您的膳食。举个例子，如果您摄入的热量有30%来自脂肪，那么您的胆固醇30天内仅能降低15个点。

但是，如果您既想要降低胆固醇，又想要享受美食，那么它将会带给您一份惊喜。一位资深的妇女健康预防杂志的编辑沙伦按照我们的食谱，取得了令人惊喜的结果。

在她接受这份食谱之前，根据标准实验室检测的结果，显示她的胆固醇的含量是238毫克(最高的边界线)。在她接受了这份食谱的建议30天后，她做了一次充分的检测，结果显示她的胆固醇降低了28%。

更重要的是她可以品尝美食，1天三顿可以吃饱(如比萨饼，意大利面食和墨西哥玉米面卷)，此外还可以吃一些零食。

“第1天晚上，我做了黑线鳕、大米和椰菜。我的丈夫，一个爱吃肉和土豆的家伙，那天晚上不停地说，‘沙伦，好吃，好吃。’第3天，我做了鸡脯肉和炒白菜。他又不停的赞美道，‘沙伦，这个菜真好吃。’到了第6天，他说，‘那可真是太好吃啦！’”

沙伦说：“沙拉和酸奶涂在鸡肉上是非常好吃的。我尝试着做一些新的食物，我发现比以前的水平高了。而且素夹饼也是非常可口的，比肉夹饼更容易消化。”

沙伦又说，“在做了全面检查后，我非常高兴我的胆固醇能够降低，我将继续坚持这种食谱。更令人高兴的是，我发现我比以前更有精神了，星期五我熬夜到零晨1点，第二天早上7点钟以前，我还能有精力早起，去步行，然后回家并且油漆我的卧室。”

这是一份人人都能使用的食谱。

食谱计划：安尼特博士制定，她是营养学家，罗戴尔厨房测验(Rodale Test Kitchen)的制定者。

食谱计划的评论：卡那博士，他是波特兰俄勒冈州健康医学院的临床营养研究的副教授。

第1天

早餐

3/4杯的葡萄汁。

1杯(燕)麦粥(加1/4杯的葡萄干和1/4杯的脱脂奶粉)。

1/8楔形哈密瓜。

午餐

1碗煮熟的面，1/2杯低钠的意大利面酱。

凉拌生菜：1杯切碎的莴苣，1/2杯切碎的胡罗卜和1/2杯切碎的卷心菜(2小勺色拉油，2大勺醋)。

大蒜面包：2片意大利土司面包(刷有2勺绵羊油，涂上新鲜大蒜)。

晚餐

1大浅盘的新鲜蔬菜：1/4杯的菜花，1/4杯的绿色辣椒，1/4杯切碎的蘑菇。

1盘浸泡过的蔬菜：1/4杯的脱脂酸奶，拌有1根大葱和少量烤过的鳕鱼。

3/4杯大米。

1杯煮熟的花椰菜(1/4勺新鲜的姜或着一些干燥的姜)。

1/2杯压碎的冬季蔬菜和1/4杯碎犁，碎肉豆蔻。

零食

2个脱脂低盐的椒盐卷饼。

1个苹果，1/2杯碎香草拌酸奶，2勺麦粒和1大勺碎生杏仁。

每天总量：1932卡热量，34克的全脂，3.6克的饱和脂肪酸，65毫克的胆固醇，30克可食纤维，1457毫克的钠。

第2天

早餐

1/2的英国松饼(1大勺草莓酱)和1大勺可食人造牛奶。

1/2杯低脂香草酸奶(2大勺麦粒)。

1个橘子。

午餐

1杯葡萄汁。

土耳其三明治：1盎司土耳其肉和少量的小麦面包(有莴苣，番茄和1大勺的芥末)。

混合沙拉：3杯碎的蔬菜，1份碎胡萝卜和1/4杯鹰嘴豆(2勺橄榄油和2大勺可口的醋)。

4块全麦粉的薄碎饼干。

晚餐

1份低钠的意大利浓肉汁汤。

3盎司精瘦的烘烤牛肉。

1份烘烤的土豆，顶端涂有黄油和蒜沫。

1/2杯的奶油牙甘蓝，顶端涂有醋和芥末。

2片意大利面包涂有2勺可食用的人造奶油。

1罐桃汁罐头。

零食

1/2的硬面包圈(1大勺低脂奶乳酪)。

1个梨。

每日总量：1982卡热量，36克全脂，9克饱和脂肪酸，96毫克胆固醇，38克可食纤维，1796毫克钠。

第3天

早餐

3/4杯的橘子汁。

1份葡萄干和糠混有1/2杯的脱脂牛奶。

2份干的无花果。

午餐

蔬菜汉堡全麦小甜圆面包混有莴苣、西红柿、洋葱和芥菜。

1/2杯的豆制的沙拉。

1份胡萝卜和1份切碎的芹菜茎。

1/2杯的低脂的咖啡味的酸奶。

1份甜橙或其它新鲜的水果。

晚餐

混合沙拉：3份切碎的莴苣，2片西红柿，1/2杯的胡萝卜，2份红萝卜，2份黄瓜，混有2勺橄榄油和2勺醋。

3盎司烤的鸡脯肉，拌有新鲜的大蒜和1/2杯的橄榄油。

1份棕色的大米。

风味极佳的卷心菜：1/2的卷心菜，1/4的洋葱，混有2勺的橄榄油，1/2的使人开胃的菜肴和1/2勺莳萝。

1份烤的苹果混有2勺枫叶糖浆。

零食

3份脱脂的饼干。

2份爆米花撒一些黄油。

每日总量：1969卡热量，38克全脂，8.6克饱和脂肪酸，95毫克的胆固醇，39克可食纤维，1909毫克钠。

第4天

早餐

1.5克的谷类混有1/2杯的脱脂牛奶，然后再撒一些切碎的杏仁。

1/2杯的红葡萄酒。

午餐

1份低钠的豌豆汤。

1份烤熟的英国松饼混有2勺低脂的人造的奶油。

3/4杯的低脂或脱脂的草莓混有1勺大米或小麦。

晚餐

油炸猪肉：1盎司的猪腰肉，1/2杯的碗豆，1/4杯的红胡椒粉和1/4杯的芹菜，混有1勺新鲜的大蒜，2勺色拉油和一些芝麻油。

1根香焦或1份新鲜的水果。

零食

1串葡萄。

1份烤熟的一种脆饼干(2.5盎司，烤熟无盐)。

每日总量：1941卡热量，40克全脂，6.8克饱和脂肪酸，33毫克胆固醇，25克可食纤维，1465毫克钠。

第5天

早餐

1份英国松饼混有2勺低脂的人造奶油。

早餐的饮料：把1份脱脂牛奶和1/2杯的新鲜或无糖的冻草莓搅拌，直到多泡为止。

午餐

皮塔饼三明治：1盎司的低脂切达干酪，1/2份的菠菜、西红柿和洋葱，然后再撒一些脱脂的调料(根据自己的爱好来调)。

1份胡萝卜和1份切碎的芹菜。

2份低脂的酸奶。

晚餐

2份切碎的比萨饼。

混合沙拉：3份切碎的绿色蔬菜，1/4份的椰菜，1/4杯的鹰嘴豆，1/4份的西红柿和1勺切碎的洋葱，然后混有2勺调味料。

1份葡萄。

零食

2份烤熟的意大利面制品，混有1/2杯的低钠的人造奶油。

2份无盐的一种脆饼。

1根香蕉。

每日总量：1899卡热量，28克全脂，7克饱和脂肪酸，50毫克胆固醇，26克可食纤维，2473毫克钠。

第6天

早餐

3/4杯的橘子汁。

鸡蛋替代品，混有1勺脱脂牛奶在不粘锅的平底锅里煮。

1份土豆，切碎混有1勺人造奶油，两勺切碎的洋葱和1/2杯的新鲜大蒜，在不粘锅的平底锅里煎。

2勺烤熟的小麦面包，混有2勺新鲜调料。

午餐

1份低钠的小扁豆汤。

混合沙拉：3份切碎的绿色蔬菜，1/2份的切碎的胡萝卜和1/4份的切碎的洋葱，混有2勺橄榄油和1勺醋。

1份烤熟的英国松饼。

晚餐

3盎司的鸡块(低脂)，1/4杯的麦芽汁，1/4份的沙拉，1/4杯的低脂乳酪，1.5勺橄榄油，1勺莱姆树果实汁和1勺混有新鲜的芫荽叶的面粉。

1.5份的棕米，混有2勺沙拉和1勺辣椒。

10份低脂的玉米薄饼。

零食

1份新鲜的厚块凤梨汁。

1根胡萝卜，切碎，混有脱脂的酸奶。

每日总量：1902卡热量，45克全脂，7.3克饱和脂肪酸，77毫克胆固醇，29克可食纤维，1717毫克钠。

第7天

早餐

1/2份的硬面包混1勺乳酪。

1份低脂的香草型的酸奶，混有2勺小麦。

1/2的芒果，切碎。

午餐

2盎司的干贝蛤，1/2份的蘑菇，1/4份的洋葱，1/4份的切碎芹菜和1/4份的切碎的辣椒，白葡萄酒混有1勺芝麻油，1勺低钠的酱油，1份新鲜的大蒜，1勺新鲜磨碎的姜。

2勺大米。

1份小甜饼。

晚餐

两份低钠的蔬菜汤。

混合沙拉：1盎司的金枪鱼，4份切碎的莴苣，1/4份的碎的胡萝卜和1份红萝卜，混有1勺的橄榄油和1勺醋。

烤熟的皮塔饼：1份皮塔饼，混有2勺橄榄油和一些调料。

1份新鲜的水果(葡萄、苹果和橘子)。

零食

2份全小麦的薄脆饼干混有1勺花生油和1勺脱脂牛奶。

1根香焦。

每日总量：2030卡热量，40克全脂，10克饱和脂肪酸，61毫克胆固醇，25克可食纤维，1761毫克钠。

第8天

早餐

3/4杯的橘子汁。

1份燕麦片混有1/4份的葡萄干和1/2份的脱脂牛奶。

1份烤熟的小麦面包混有1勺人造奶油和1勺苹果黄油。

午餐

1份低钠的西红柿汤。

1/4杯到1/2杯的豆汤加上1/4份的洋葱、薄荷和2勺醋。

2片黑麦面包混有2勺人造奶油。

1个桃子、油桃或其它新鲜水果。

晚餐

碾碎的干小麦的沙拉：1份碾碎的干小麦，2勺欧芹，1/2份的西红柿和1勺柠檬汁。

烤熟的无皮鸡脯肉。

1份土豆，烤熟后混2勺脱脂奶油和2勺人造奶油。

1份菠菜，混上1勺橄榄油，1/4的份切碎的洋葱和一些切碎的新鲜大蒜。

2份硬的卷筒混有1勺人造奶油。

2份柠檬或其它水果。

零食

2份爆米花撒一些黄油和1份用脱脂乳制成的坚硬的意大利干酪。

1份新鲜的无花果。

每日总量：1968卡热量，41克全脂，7克饱和脂肪酸，84毫克胆固醇，41克可食纤维，1850毫克钠。

第9天

早餐

3/4份的燕麦粥，混有1/2杯的脱脂的牛奶。

1根香焦。

午餐

1份糠和肉的松饼。

1份低脂的酸奶。

1个橘子。

晚餐

1份低钠的蔬菜汤加上1/4杯的豆和1份新鲜大蒜，。

3份烤熟的比目鱼。

1/4份的切碎的卷心菜，混有2勺油和1份大米。

1份谷类混有人造奶油。

1份烤熟的苹果混有1/2杯的肉桂和2勺红糖。

零食

6份全麦的薄脆饼干，混上1份杏仁油或花生油。

1/2杯的脱脂牛奶。

每日总量：1748卡热量，33克全脂，4克饱和脂肪酸，68毫克胆固醇，31克可食纤维，1273毫克钠。

第10天

早餐

1份燕麦粥，混上1勺大米或小麦。

2份蜜乳液或甜瓜。

午餐

1份苹果酱混上2勺人造奶油。

1/2份的2%松软干酪，混上2勺新鲜水果。

晚餐

1份低钠的蔬菜汤。

1份低钠的绿色豌豆汤。

菠菜沙拉：2份菠菜，1/4份的蘑菇，1/4份的切碎洋葱和1份新鲜的大蒜，混上2勺橄榄油和2勺醋。

4份拌有大蒜的面包。

零食

2份无花果。

1个橘子。

新鲜的蔬菜：1份切碎的胡萝卜和1/2份的花椰菜。

蔬菜汤：2份脱脂酸奶。

每日总量：1796卡热量，41克全脂，11克的饱和脂肪酸，10毫克的胆固醇，44克的可食纤维，1985毫克的钠。

第11天

早餐

1份热的谷类的汤，混上1勺小麦和2勺糖浆。

煮熟的水果浆：2份李子干，2份无花果和2份葡萄干，混上2勺橘子汁和2勺水。

午餐

1份低钠的火鸡蔬菜汤。

混合沙拉：4份切碎的莴苣，混上2勺橄榄油和2勺醋。

2份酸奶。

晚餐

3份猪肉，调上西红柿酱，混上1份鸡蛋面。

1.5份的豆制品和切碎胡萝卜。

2份黑麦面包，混上2勺人造牛奶。

长面包苹果：1个苹果，混上1份低脂的可口的酸奶，1/2勺的燕麦和1份褐色糖。

零食

2盎司低钠的椒盐卷饼混上芥菜。

每日总量：1996卡热量，41克全脂，7.2克饱和脂肪酸，122毫克胆固醇，32克可食纤维，1721毫克钠。

第12天

早餐

1份谷类，混上1/2杯的脱脂牛奶。

2份烤小麦面包，混上2勺人造奶油。

1根香蕉。

午餐

1/2杯的葡萄汁。

面食沙拉；1份面食，1盎司的金枪鱼，1/2杯的豌豆，1/2杯的朝鲜蓟和2份切碎青葱，混上1勺低脂的蛋黄酱，1勺醋，新鲜的薄荷和欧芹。

1份裸麦粗面包，混上2勺人造牛奶。

晚餐

烤熟的鸡肉：2盎司的烤熟的鸡脯肉，混有1/4杯的胡椒粉，1块面包，1/2份的西红柿，5份蘑菇，1/3份的洋葱和浸泡生菜，混上2勺橄榄油，2份柠檬汁，两份低钠酱油，1份切碎的欧芹，1份新鲜的大蒜，1/4杯的辣椒，1/4杯的红色胡椒粉。

1.5份棕米，混上百里香或欧芹。

1份新鲜水果。

零食

1份葡萄。

1份燕麦糠和葡萄干松饼。

每日总量：1895卡热量，33克全脂，5克饱和脂肪酸，65毫克胆固醇，38克可食纤维，2065毫克的钠。

第13天

早餐

4份荞麦烙饼，混有4份枫叶糖浆。

柑橘沙拉：1/4份的葡萄和1/2份的橘子。

午餐

鸡蛋汤：1份热的低脂鸡肉，混上2勺鸡蛋。

红烧的鸡肉混上蔬菜。

1.5份的棕米混上香葱。

3份馄饨。

3个金橘，或1/2份的新鲜的凤梨汁。

晚餐

煎蛋：1/3份切碎的蘑菇和1/3份切碎的洋葱，混2勺橄榄油和1/2份的鸡蛋。

2份烤熟的小麦面包，混2勺人造奶油，和1勺草莓酱。

1个苹果混1勺花生油。

零食

1个胡萝卜，切碎。

2份烤熟的瑞士乳酪面包。

每日总量：1805卡热量，42克全脂，11.4克饱和脂肪酸，123毫克胆固醇，32克可食纤维，1978毫克钠。

第14天

早餐

3/4杯的水果汁。

2份鸡蛋饼，混上1/2杯的低脂酸奶和1/2份的蓝莓。

午餐

火鸡肉三明治：1盎司的低脂火鸡肉和1盎司的低脂的瑞士乳酪，混两2黑麦，西红柿和2勺芥菜。

1个胡萝卜，切碎。

咖哩饭菜：1/4杯的低脂酸奶和1/4杯的低脂橄榄油，混2勺咖哩和1份新鲜的大蒜，切碎。

晚餐

3盎司的无骨头无皮的鸡脯肉，混上1/4份的切碎的洋葱，1/4份的切碎的胡萝卜，1勺欧芹和1勺切碎的菠菜。

夏威夷的大米：1份棕米，混上1/2杯的豌豆，4份谷类，1/4杯的栗子，1勺花生油和1/4勺的红胡椒粉，混上1/4份的切碎的凤梨。

1份烤熟的甜土豆。

1/2个芒果，撒上1/4份的碎坚果。

零食

1份可可粉蛋糕混合1/2份的新鲜覆盆子。

每日总量：2108卡热量，53克全脂，11克饱和脂肪酸，101毫克胆固醇，37克可食纤维，2228毫克钠。

第15天

早餐

1个桃子松饼。

1份脱脂的牛奶。

1个梨。

午餐

1份低钠的蔬菜汤。

混合沙拉：2份切碎的蔬菜，2份卷心菜和1/4份的芹菜，混1/4杯的脱脂酸奶，新鲜的碎大蒜。

2份小麦面包混1勺天然的花生油。

1份葡萄。

晚餐

2盎司的烤牛肉。

蘑菇大麦饭：1/3份的切碎蘑菇，混2勺的橄榄油，1/4份的百里香，1份大麦。

1份切碎的胡萝卜。

1份意大利面包混1勺人造奶油。

1/2份的桃子混1/2份的草莓酱。

零食

1份烤熟的软椒盐卷饼。

1个苹果撒上肉桂。

每日总量：1895卡热量，40克全脂，9克饱和脂肪酸，108毫克胆固醇，49克可食纤维，1666毫克钠。

第16天

早餐

1份英国松饼混2勺人造奶油，1勺水果和1勺小麦。

1个橘子。

午餐

1份烤熟的土豆，混香葱和2勺脱脂的奶油。

菠菜沙拉：2份菠菜，1/2份切碎的胡萝卜，1/4份切碎的蘑菇，1/4份切碎的洋葱，混2勺低脂的调料。

2份意大利面包混1勺人造奶油。

晚餐

3盎司的烤甲鱼。

1/2杯的黑豆混4勺西红柿沙拉和1份大米。

1份南瓜，混上2勺橄榄油和1/4份切碎的洋葱和1份新鲜大蒜。

1/2份的新鲜蓝莓和1/4杯的脱脂香草酸奶。

零食

2份燕麦片。

2份瓜。

每日总量：1809卡热量，34克全脂，5.5克饱和脂肪酸，39毫克胆固醇，30克可食纤维，1823毫克钠。

第17天

早餐

3/4杯的橘子汁。

1份碾碎的干小麦混1/4杯的杏仁饮料，1勺切碎的水果，1/4杯的脱脂牛奶和1勺燕麦片。

午餐

1份低钠的蔬菜汤。

烤熟的牛肉三明治：1盎司烤熟的牛肉，混莴苣、洋葱和2勺芥菜。

新鲜蔬菜：1份花椰菜，1个胡萝卜(切碎)，2−3个西红柿。

2份调料.

晚餐

1份奶酪和菠菜意大利面条。

1份花椰菜和1/4份的薄荷。

大蒜面包：2份意大利面包，混2勺橄榄油和1份新鲜的大蒜。

2份低脂的烤熟的食物。

零食

2份爆米花混1/4份的调料，咖哩饭菜，伍斯特郡汤，用脱脂乳制成的坚硬的意大利干酪或撒一些黄油。

1个桃子或其它水果。

每日总量：1726卡热量，34克全脂，6.7克饱和脂肪酸，27毫克胆固醇，32克可食纤维，2212毫克钠。

第18天

早餐

3/4杯的葡萄汁。

1份碎的小麦饼干，混1/2杯的脱脂牛奶。

1份燕麦片和蓝莓松饼。

午餐

1份低钠的曼哈顿鸡尾杂烩。

1份烤熟的小麦面包，混上1份低脂低钠乳酪，1/4份的洋葱，1份西红柿。

混合沙拉：2份蔬菜，1/4份的蘑菇和1/4份切碎的胡萝卜，1/4份的调料，1/2份的凤梨。

晚餐

2盎司鸡肉，混上莴苣、西红柿和洋葱。

烤鱼苗：1份薄片土豆，撒上大蒜，意大利调味品或其它调味品。

1份无盐烤熟的土豆。

1/2杯的苹果酱撒上一些肉桂。

零食

1/2杯的低钠酸奶。

1份烤熟的一种脆饼干。

3份香草薄饼。

每日总量：1939卡热量，29克全脂，8.5克饱和脂肪酸，103毫克胆固醇，46克可食纤维，2203毫克钠。

第19天

早餐

1份麦片混2勺大米和1/2杯的脱脂牛奶。

1个橘子。

午餐

1盎司的山羊肉，1盎司的牛肉，8份小扁豆，3份西红柿，1/4份切碎的西红柿，1/2份莴苣，1/2盎司的低钠低脂的乳酪，2份鳄梨和2份脱脂奶油，1份分层的玉米面豆卷。

1份大米加2勺沙拉。

晚餐

牛肉：2盎司的牛肉，混上1份水和1份切碎的胡萝卜，1份土豆，1/2份的洋葱，1份新鲜的大蒜，2份欧芹，1份罗勒和1份使人开胃的菜肴。

1份大米混1/4勺的一种牛至属植物，1/4份切碎的洋葱和1/4杯的大蒜粉。

1份小麦面包或低钠的谷类面包，混上2勺人造奶油。

零食

1个苹果。

2盎司的无盐一种脆饼干。

2份爆米花撒一些黄油。

每日总量：1870卡热量，31克全脂，8克饱和脂肪酸，84毫克胆固醇，40克可食纤维，737毫克钠。

第20天

早餐

1份烤熟的百吉饼混有两份脱脂的乳酪。

1个烤过的苹果混上1勺人造奶油和1勺枫糖浆。

午餐

混和沙拉：2份切碎的蔬菜混上1/4份切碎的胡萝卜，1/4份的芹菜，1/4份的卷心菜，1/4份的新鲜或罐装的朝鲜蓟，1勺胡椒粉和2勺调料。

6份小麦饼干。

1份新鲜草莓或其它新鲜水果。

晚餐

希腊沙拉：4份切碎的莴苣，1盎司的奶酪，1/4份的蘑菇，1/4杯的鹰嘴豆和2份橄榄混上2勺柠檬汁和1份橄榄油。

3盎司的黑线鳕。

1份厚块的土豆烤熟混上1勺迷迭香。

蹩脚的炖菜：1/4杯的西红柿酱，1/2份切碎的茄子，1/4份切碎的西红柿，1/2份夏季产的南瓜和1/4份切碎的芹菜，混2勺米粒状面食。

1/4杯的鹰嘴豆泥撒上一些皮塔饼。

1/2杯的大米混葡萄干。

零食

2份新鲜的无花果。

1/2杯脱脂的乳酪。

1个橘子。

每日总量：1940卡热量，44克全脂，8.5克饱和脂肪酸，81毫克胆固醇，42克可食纤维，2486毫克钠。

第21天

早餐

1份燕麦粥，混上1/2杯的草莓，1勺红糖和1/2杯的脱脂牛奶。

2份烤熟的小麦面包，混上2勺人造奶油。

午餐

比萨饼：1/4杯的比萨饼屑，1/4杯的西红柿酱，1盎司的意大利干酪，1/4勺的烤熟的胡椒粉，1/2勺的橄榄油，1/2勺辣胡椒粉，1/4勺切碎的青胡椒粉，1/4勺切碎的辣胡椒粉，1/4杯的豆子和1/4份的菠菜。

1根胡萝卜，切成小块。

1/2串的葡萄。

晚餐

3盎司的小羊肉。

1份土豆，1/4份切碎的蘑菇，1/4份切碎的洋葱，1份欧芹和1份新鲜的大蒜，混上1/2杯的鸡肉汤。

1份芽菜，混上1份香草和使人开胃的柠檬汁。

1份卷饼混两勺人造奶油。

1个桃子，混上肉豆蔻和肉桂。

零食

2份烤熟的肉桂面包。

4份无花果。

每日总量：1881卡热量，39克全脂，10克饱和脂肪酸，98毫克胆固醇，29克可食纤维，2012毫克钠。

第22天

早餐

3/4杯的橘子汁。

1份燕麦粥混2勺脱脂牛奶。

1个切碎的香蕉。

午餐

1份鸡肉。

2份白大米。

1份新鲜水果。

晚餐

3盎司烤熟的硬橘子。

1份大麦混1/2份切碎的蘑菇和1/4份切碎的洋葱，2勺西红柿酱和2勺橄榄油。

1份花椰菜。

零食

1份华夫饼干，切碎混1/2份的奶酪和2勺巧克力果汁。

1个切碎的桃子。

每日总量：1868卡热量，23克全脂，6克饱和脂肪酸，66毫克胆固醇，27克可食纤维，1589毫克钠。

第23天

早餐

1份百吉饼，混上2勺脱脂的乳酪和1勺枣椰子。

1个橘子。

午餐

鲑鱼沙拉：2盎司的红鲑鱼，混2勺切碎的莴苣，洋葱薄片，1/4份切碎的蘑菇，2勺橄榄油和2勺醋。

黄瓜和洋葱沙拉：混1/4杯的脱脂的乳酪和莳萝。

大蒜面包：两片意大利面包，混2勺橄榄油和1份新鲜大蒜。

晚餐

1份低脂的饺子。

1/2杯的西红柿酱。

1/2杯的豆类食物，混新鲜的橄榄油和迷迭香，然后撒上柠檬汁和黄油。

3份软面包混人造奶油。

小水果沙拉：1.5克碎苹果和1/4份的葡萄，混1/2杯低脂的乳酪。

零食

小吃：1/2杯的豆子，混上2勺撒拉和2勺奶油。

2份的玉米粉圆饼。

每日总量：1785卡热量，42克全脂，8.3克饱和脂肪酸，86毫克胆固醇，25克可食纤维，2496毫克钠。

第24天

早餐

1份燕麦粥混1勺红糖和1/2杯的脱脂牛奶。

1个水果。

午餐

1份低钠的黑豆汤。

1份以玉米或大麦或栗粉煮的粥，然后混一些西红柿和胡椒粉。

1/2串的葡萄。

晚餐

混和沙拉：2分切碎的莴苣，1/4份的冻朝鲜蓟和1/4份的红胡椒，混2勺橄榄油和醋。

3盎司的无皮鸡脯肉。

肉饭(由大米加鱼或肉及调料煮成)，1/3份的大米，1/3份的奶油，1/3份的荞麦，混1/4份的洋葱，1/4份的芹菜，1/4份的蘑菇、龙蒿、迷迭香和干芥菜。

1份切碎的胡萝卜，混2勺橄榄油和醋，1/2份的罗勒。

零食

2份饼干，混1盎司低脂的乳酪。

每日总量：2201卡热量，38克全脂，8.9克饱和脂肪酸，78毫克胆固醇，22克可食纤维，1485毫克钠。

第25天

早餐

1份烤熟的小麦面包，混2勺人造奶油。

1/2杯的脱脂乳酪，混2勺无花果和2勺小麦。

午餐

沙拉：2份混和蔬菜，1盎司的脱脂乳酪，1盎司的烤火鸡，1/4份的黄瓜，1/4份的萝卜，1/2份的胡萝卜，3份或4份的西红柿，混2勺调料。

1杯无糖的苹果汁。

晚餐

3盎司的鲑鱼，1.5克的白米，混2勺杏仁，1勺洋葱，2勺欧芹和1份干藏红花粉。

1份朝鲜蓟，混上1份柠檬汁，1勺橄榄油，1勺脱脂乳酪和黄油。

1/4份的哈密瓜。

零食

典型的小吃：1/2杯的脱脂牛奶，1/2杯的橘子汁，1根香焦，5个草莓。

每日总量：1734卡热量，32克全脂，6.9克饱和脂肪酸，80毫克胆固醇，34克可食纤维，2089毫克钠。

第26天

早餐

3/4杯的豆类混1/2杯的脱脂牛奶。

1个桃子。

午餐

1.5份低钠火鸡汤。

1份甜土豆，混上果汁、肉桂、肉豆蔻。

菠菜沙拉：1份菠菜，1/2份碎胡萝卜，1/4份紫花苜蓿，1/4份洋葱，混2勺橄榄油和醋。

一份裸麦粉粗面包混两勺人造奶油。

混和水果：1/2份无糖桃子，1/4份苹果，1/4份葡萄，1份无花果，2勺葡萄干。

晚餐

蔬菜烤宽面条(上浇肉末番茄汁)。

1/2份的胡萝卜混上新鲜或干的姜。

大蒜面包，2份意大利面包，混上2勺橄榄油和1份新鲜的大蒜。

1个柠檬。

零食

典型小吃：1/2杯的橘子汁，1根香蕉，1勺杏仁。

2份爆米花。

每日总量：1874卡热量，39克全脂，4.7克饱和脂肪酸，29毫克胆固醇，32克可食纤维，2215毫克钠。

第27天

早餐

2份小麦薄烤饼。

混杂鸡蛋：1/4份的鸡蛋，混1勺脱脂牛奶。

1盎司的火鸡。

午餐

什锦菜肴：1.5克的大米，1/4份的火腿，1/4份的鸡脯肉，1/4份的西红柿，1/4份的芹菜，1/4份的洋葱，1/4份的胡椒，1/4份的蘑菇。

2份黄油饼干。

1个橘子。

晚餐

素的土豆：1份烤熟的土豆，混2盎司的乳酪，1/2份的奶油，1/4份的洋葱，1份新鲜的大蒜。

1个胡萝卜，混上乳酪。

1/2份的鸡爪混脱脂奶油

零食

1份烤熟的脆饼干。

1个苹果混1/4份的奶油和蜂蜜。

每日总量：1727卡热量，26克全脂，11克饱和脂肪酸，147毫克胆固醇，24克可食纤维，2401毫克钠。

第28天

早餐

1份烤熟的百吉饼，混2勺脱脂的奶油和1份草莓。

1份脱脂的乳酪。

1/2杯的浆果。

午餐

3盎司的英国烤(肉)。

2份鸡蛋，撒上黄油。

素食烤肉串：1/2份的蘑菇，1/2份的洋葱和1/2勺的胡椒，撒上调料。

2片面包。

2份水柠檬。

晚餐

比萨饼，1份比萨饼，撒上1/4杯的西红柿酱，2盎司的乳酪，1/3份的蘑菇，1份新鲜的大蒜，1/4份切碎的洋葱。

混合沙拉：3份蔬菜，混2勺醋，2勺橄榄油。

1份冻的水果棒。

零食

2份爆米花撒上黄油。

每日总量：1735卡热量，38克全脂，14克饱和脂肪酸，121毫克胆固醇，29克可食纤维，1707毫克钠。

第29天

早餐

1份杏仁混1个香蕉，1杯脱脂牛奶。

1/2杯的葡萄汁。

午餐

1份低钠的鸡肉汤。

奶酪三明治：1盎司的低脂汉堡，1份低脂的英国乳酪，莴苣、西红柿和芥菜。

1根胡萝卜，1份芹菜。

可口的饮料。

晚餐

火鸡：3盎司的火鸡，混2勺橄榄油，1/2份的羽衣甘蓝，1/4份的蘑菇，1/4份的洋葱，1/4勺的胡椒粉和辣胡椒粉，1份马铃薯。

意大利面制品沙拉：1份通心面，1/4份切碎的夏季产南瓜之一种，1/4份切碎的洋葱，1/4份冻的朝鲜蓟，混上2勺低脂的蛋黄酱，撒上罗勒和胡椒粉。

2片小麦面包抹上人造奶油。

零食

1个苹果。

1/2杯的脱脂乳，混上1勺胡桃。

1份松软的脆饼干。

每日总量：1959卡热量，42克全脂，5克饱和脂肪酸，57毫克胆固醇，28克可食纤维，2020毫克钠。

第30天

早餐

2份烤熟的面包混上1/2份的乳酪。

1根香蕉。

午餐

1份低钠的蔬菜汤，混2勺大米。

胡萝卜和葡萄干：1/4份的胡萝卜，和1/4份的葡萄干、混莴苣和胡桃，2勺乳酪，1勺的蛋黄酱。

1/2杯的低脂乳酪混1/2份的悬钩子。

晚餐

1份意大利面食。

红蛤汤： 1/4的低钠西红柿汤，混两盎司切碎的罐头蛤。

1份意大利面包。

2份杏仁意大利式脆饼或一份脱脂甜面包。

零食

4份小姜饼。

1个梨。

每日总量：2103卡热量，37克全脂，10.5克饱和脂肪酸，76毫克胆固醇，28克可食纤维，1182毫克钠。